AF590426

TRAITÉ

DE

MÉDECINE

PAR

LE DOCTEUR BUISSON

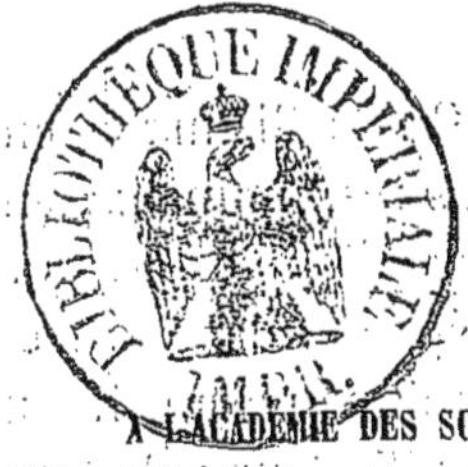

DÉDIÉ

A L'ACADÉMIE DES SCIENCES ET A L'ACADÉMIE IMPÉRIALE DE MÉDECINE.

Il faut que le médecin jette avant tout un coup d'œil sur l'univers, dont nos sens ne peuvent nous donner que des aperçus approximatifs; celui qui pourrait dévoiler tous les mystères, ne serait pas un homme, ce serait un Dieu. Je vais dire ce que je pense, sans m'occuper de ce qu'on a dit, excepté pour montrer la différence.

Je serai sourd à la critique, jusqu'à ce que j'aie terminé mon ouvrage. A la fin, je répondrai à toutes les objections, et je prouverai qu'il est impossible de critiquer avec esprit la vérité, qui est un astre admiré des savants, mais qui n'est

1856

rien pour les âmes communes; à ces nains, pour paraître grand, il faut parler d'une manière inintelligible.

Tous mes honorables confrères devraient faire de même, dédaigner l'improbation des infimes, et, tels que l'ibis, dévorer les reptiles. Ce serait le moyen de grandir nos connaissances actuelles. Une idée heureuse peut servir de guide, nous faire sortir du labyrinthe, et nous conduire à la vraie philosophie.

Simplifier une science, c'est l'améliorer : tel est mon but pour la science médicale, qui, de douteuse, deviendra une science mathématique!

Autant que possible, j'éviterai la prolixité.

LA LUMIÈRE.

On appelle *lumière* ce qui éclaire. On la distingue en naturelle, celle du soleil et de tous les astres lumineux; en artificielle, celle produite par les corps combustibles. Erreur et cent fois erreur ! cet agent n'est pas répandu dans la nature, le soleil n'est pas plus lumineux qu'une pierre, il est seulement le meilleur, le plus vaste des réflecteurs; c'est un corps igné, puisqu'il chauffe et reflète en même temps.

La flamme, partie la plus subtile du feu produit par les combustibles, n'est aussi qu'un réflecteur.

Selon Descartes, la lumière est un fluide éthéré, généralement répandu dans la nature, mis en mouvement par les corps lumineux, et transmettant son agitation de proche en proche à la manière des ondes sonores... Erreur.

Selon Newton, au contraire, la lumière émane des corps lumineux, comme les molécules qui affectent notre odorat émanent des corps odorants; c'est une émission continue des particules mêmes des corps lumineux.

Je ne vois dans ces deux théories, comme dans tant d'autres, rien de certain, rien de précis, rien de probable.

La lumière est produite par le cerveau, elle est la flamme

de notre économie, dont l'harmonie est une combustion. Elle traverse l'œil organe de la vue, et par réflexion nous transmet l'image des corps.

Mettez un homme dans un endroit obscur, où un seul rayon lumineux ne puisse pénétrer; à la longue il finira par y voir. Comment cela pourrait-il se faire, si lui-même ne formait pas sa lumière?

Oui, chaque homme porte son flambeau et produit ce fluide, qui lui fait voir les objets qui l'entourent. Ce même fluide circule dans les nerfs, donne non-seulement la vue, mais l'ouïe, l'odorat, le goût et le toucher; il donne l'intelligence, l'esprit et quelquefois le génie. Sans lui la nature serait une nuit éternelle et les êtres organisés ne pourraient exister.

Le satellite de la terre qu'on nomme *lune* n'est qu'un réflecteur de second ordre. Il reflète le soleil comme un diamant reflète un brasier. Pour qu'un corps reflète, il faut qu'il n'ait pas de pores, que les molécules soient serrées, telle est une glace: donc ce satellite n'a point d'atmosphère et n'est point habité. Pourquoi nos savants perdent-ils leur temps à chercher ce qui est si simple?... L'homme exhale une vapeur continue qu'on nomme *transpiration;* quand elle est plus forte, on la nomme *sueur.*

La transpiration de la terre c'est l'atmosphère, et la pluie c'est sa sueur. Mais la terre qui ne reflète pas est habitée; donc la lune, qui par sa réflexion prouve que les mêmes phénomènes ne peuvent se produire, est inhabitable. Je suis surpris que depuis la création on ait méconnu ce qui tombe sous le bon sens.

L'homme aime et adore ce qu'il ne comprend pas; il trouve la vérité trop simple: c'est pourquoi il erre souvent.

CONCLUSION.

La lumière n'est point répandue dans la nature, elle est formée par les animaux pour l'entretien de leur vie.

Le Créateur, en faisant à l'homme produire sa lumière, s'est montré bien plus grand que s'il eût engendré la lumière, ensuite l'homme. C'est un produit qui en produit un autre, admirez cette simplicité ! ! Je sais que ma pensée annihilera des travaux innombrables, que mes ennemis tomberont sur moi comme la grêle... Eh bien ! je conjurerai l'orage et conduirai la foudre dans un puits.

Je marche seul, la nature m'y oblige, mes idées sont trop en contradiction avec celles des autres, qui font des livres (1) avec des livres, se torturant l'esprit sans rien inventer de *neuf* et *d'utile*.

Quant à moi, sans travail, sans peine, je ressemble à un arbre qui produit des fruits par la volonté du destin, ou plutôt à un pré qui fournit de l'herbe pour la pâture.

On m'a surnommé le *Monstre;* j'accepte cette dénomination parce qu'elle est juste.

(*La suite prochainement.*)

(1) Réponse aux rapports de mon *Traité sur le choléra* et sur celui de la *rage*, où j'indique l'art de prévenir et de guérir ces maladies.

Paris. — Typ. de Mme Ve Dondey-Dupré, rue Saint-Louis, 46, au Marais.

TRAITÉ

DE

MÉDECINE

PAR

LE DOCTEUR BUISSON

(SUITE)

DÉDIÉ

A L'ACADÉMIE DES SCIENCES ET A L'ACADÉMIE IMPÉRIALE DE MÉDECINE.

J'ai commencé par l'explication de la lumière pour faire comprendre le magnétisme; je m'adresse à vous, mes très chers confrères, méditateurs attentifs, exempts de jalousie et appréciateurs des choses utiles. J'aime et j'admire les hommes lettrés ou illettrés, qui parlent d'après ce qu'ils ont vu et enfantent des merveilles. Semblables au rossignol qui charme les habitants des bois, ils captivent mon âme en charmant mes oreilles. Mais j'abhorre ces lettrés qui parlent d'après ce qu'ils ont lu, dans la nuit ils combattent des fantômes! On les reconnaît facilement à leur langage étour-

1856

dissant, ils sont bigarrés et zébrés, ils professent ce qu'ils ne connaissent pas, ils endorment; tel le vampire par le bruit de ses ailes. Allez, dans ces sociétés dites savantes, on en voit qui ont les cheveux blancs, la vue à moitié éteinte, la voix cassée, les jambes tremblantes, non, ce n'est point l'âge, mais l'envie qui les a réduits dans cet état de caducité, et comme leur ombre les suit partout, demandez-leur ce que c'est que le magnétisme? ils répondront par un sourire pour faire croire qu'ils le connaissent, mais qu'ils dédaignent de le décrire. Beaucoup, pour cacher leur ignorance, ont l'audace de le nier; il faut mépriser ces enfants de la sottise, ils surpassent leur mère!... il faut se soumettre au destin... ou plutôt se révolter contre lui, on foudroie tout avec la vérité.

Du Magnétisme et des Sens.

Cet agent qu'on a confondu avec l'électricité, et même avec l'aimant qui n'est qu'une modification de ce dernier, est le fluide lumineux de l'homme. On a vu des personnes attirer à elles, même involontairement, tous les objets dont elles s'approchaient et d'autres les repousser; telle est l'histoire de cette jeune fille, qui, lorsqu'elle voulait s'asseoir, était obligée de tenir sa chaise, ce qui prouve que des personnes exceptionnelles possèdent ce fluide en abondance et qu'il a une propriété entièrement attractive ou répulsive. Cela est anormal; mais ce qui est ordinaire, c'est que tous les hommes en produisent une plus ou moins grande quantité et qu'il est attractif ou répulsif selon les circonstances.

Pour magnétiser, il faut que le magnétiseur ait une constitution forte, et le magnétisé une faible. Si elles sont égales, c'est comme deux nuages qui chargés d'une égale quantité d'électricité passent l'un contre l'autre sans s'attirer.

On peut introduire le fluide magnétique par le regard, par des attouchements, ou sans toucher, par des passes faites à peu de distance.

Le chef des Templiers, à l'heure de son supplice, par son regard avait magnétisé le roi, qui, resté immobile et égaré, ne pouvait quitter ce lieu d'horreur. Tels encore, certains animaux fascinent leur proie.

En touchant la main d'une personne un peu impressionnable, l'effet peut se produire. Un médecin célèbre me dit un jour qu'il magnétisait souvent ses malades sans qu'ils s'en doutassent, en les tenant longtemps par la main et causant familièrement avec eux. Mais la manière ordinaire consiste à s'asseoir en face de la personne, tenir ses mains dans les siennes jusqu'à ce que la chaleur soit égale, élever les mains au-dessus de sa tête et les abaisser le long du corps à la distance de quelques centimètres, continuer jusqu'à ce que les paupières se ferment; en élevant les bras, avoir le soin de les écarter, sans cela on ferait sortir le fluide au lieu de l'incorporer.

Chez certains sujets quelques minutes suffisent, chez d'autres il faut une demi-heure, quelquefois plus et même plusieurs séances.

Quand une personne a été magnétisée et endormie une fois, très-peu de temps suffit pour produire le somnambulisme de nouveau par le même magnétiseur; un regard, un attouchement suffit ou quelques passes, elle devient alors son esclave, elle le suivrait partout, il lui ferait du mal qu'elle l'aimerait encore. Qu'est-ce que c'est que l'amour moral?... le magnétisme.

Consulté par une jeune fille de vingt ans, battue par ses parents pour refuser de se marier avec un beau jeune homme de vingt-cinq ans, riche et qui l'aimait passionnément; elle voulait s'unir avec un homme de cinquante ans laid et pauvre. D'après mes conseils elle a fait la volonté de ses parents en épousant le jeune. Peu de temps après le mariage, elle maigrit et devint méconnaissable. Je lui demandai si son mari l'aimait toujours? elle me dit qu'il l'aimait trop, qu'il faisait tout pour lui plaire, mais que plus il l'aimait plus elle le détestait, qu'elle ne pensait qu'à celui à qui elle voulait se marier. Je lui demandai si elle avait eu avec lui des relations intimes? elle m'a juré que non.

Un jeune médecin se promenant un jour aux environs de Paris, avec un de ses amis, lui dit : — Tu vois là-bas cette société? Eh bien! je vais forcer une de ces demoiselles à venir à moi. — Tu la connais donc? — Pas le moins du monde. En effet, la jeune personne, accompagnée d'une autre, vint à lui en tremblant lui demander ce qu'il lui voulait. — Rien, dit-il. — Pardon, monsieur, je croyais que vous vouliez me parler; triste et pensive elle retourna à sa société.

Une bonne âgée de dix-huit ans, belle et sage, affectée d'un ennui de la vie qui lui ôtait l'appétit, me dit qu'elle avait un grand chagrin, qu'elle ne pouvait rester en place, que ses maîtres lui faisaient la cour, que le dernier était tellement amoureux d'elle qu'il se jetait à ses genoux et qu'il aurait volontiers lavé la vaisselle et balayé l'appartement pour lui en éviter la peine; à tout instant il prononçait son nom, même devant son épouse, en un mot il était fou. Elle produisait à peu près cet effet partout. Aussi, les maîtresses jalouses la renvoyaient bien vite.

Une jeune femme âgée d'environ vingt-deux ans, d'un physique ordinaire, faisait tourner la tête à tous ses voisins; pour elle, un père fut sur le point de se battre avec son fils. Un jeune homme, père de famille, quoiqu'ayant une jeune et jolie femme, en fut tellement épris qu'il lui promit de tout quitter pour se sauver avec elle; s'étant dédit, elle lui fait promettre de rentrer chez lui juste à cinq heures du soir. Au moment de sa rentrée elle se jette sur lui du cinquième étage, tombe à peu de distance, et se brise le crâne sur le pavé.

Une de mes clientes, âgée de vingt-cinq ans, maîtresse de pension, petite, d'un tempérament nerveux, était affectée d'une éclampsie quotidienne; dans l'accès qui survenait le soir, elle poussait des cris déchirants, grandissait d'un décimètre; ses muscles se contractaient et durcissaient tellement qu'une épingle forte pliait plutôt que d'entrer dans sa chair. On l'aurait prise par les pieds qu'on l'aurait soulevée d'une pièce. Alors, plus de voix, plus de sensibilité et froide, qu'on se figure une statue de marbre. Après avoir employé diverses médications, sans résultat, j'ai employé le magnétisme qui était en vogue à cette époque. Les huit premiers jours elle se sentit soulagée, mais, sans pouvoir l'endormir. Comme cela n'est pas ma spécialité, je fis appeler un magnétiseur qui jouissait d'une grande réputation. Il lui fit beaucoup de passes sans pouvoir procurer le sommeil; la malade avouait même qu'elle ne sentait rien, pas le moindre engourdissement et par conséquent pas de soulagement, tandis qu'avec moi elle éprouvait beaucoup d'amélioration; alors il me dit: Vous avez commencé, vous devez finir, vous seul pouvez la magnétiser. Quelques jours après j'obtins le sommeil, et les jours suivants quelques passes suffisaient pour l'obtenir.

A la tombée de la nuit, quand je la magnétisais, j'entendais un bruit comme celui qu'on entend en passant la main sur les cheveux d'une personne électrisée et au bout de mes doigts sortait une flamme bleue. Un mois après guérison complète.

J'avoue que dans ma longue pratique, je ne puis citer que ce seul cas de guérison, ce qui prouve que le médecin, pour guérir, doit employer tous les agents de la nature et n'en adopter aucun en particulier. Ce qui prouve encore que toutes les méthodes en général, excepté la méthode rationnelle, ne sont que mensonges, sur lesquelles le corps médical devrait se prononcer, au lieu de rester spectateur muet des victimes qu'elles font, ou plutôt des crimes qu'elles commettent, ce qui mériterait un châtiment exemplaire; alors, l'art de criminel serait le plus utile à l'humanité.

Explication des phénomènes du Magnétisme.

Sommeil ; voir les yeux bandés et même au travers d'une cloison ; voir l'heure d'une montre placée derrière la tête ; lire dans un livre ouvert placé sur l'épigastre, expérience faite par M. le docteur Pététin, médecin à Lyon ; entendre à une distance énorme, pincer, piquer, frapper le somnambule sans qu'il sente la moindre douleur ; le crucifier même sans qu'il sorte une goutte de sang ; sentir la douleur qu'un malade éprouve, et voir dans son corps les organes malades ; tendance à suivre son magnétiseur; tables frappantes et tournantes.

Tout cela paraît incroyable, mais on ne peut nier ce qu'on voit, à moins de nier aussi les prodiges de l'électricité.

Le magnétisé est saturé de fluide nerveux, source et cause des sensations, de sorte que tous ses sens jouissent de facultés beaucoup plus grandes ; c'est pourquoi il peut voir au travers des paupières, d'un bandeau, d'une cloison, etc. Il voit l'heure d'une montre placée derrière lui, et lit dans un livre ouvert placé sur l'épigastre, ce qui a lieu, non par une vision directe, mais réfractée, ce qui est facile à concevoir, puisque c'est l'homme qui produit sa lumière, agent dont on a centuplé la force par la quantité, et dont l'expérience montre qu'il peut s'unir à celui d'un autre. On entend le bruit d'un canon ordinairement d'une lieue, le somnambule peut l'entendre à cent et même à mille, selon qu'il est plus ou moins apte à recevoir ce fluide qui est l'essence, la flamme de notre économie. On peut le pincer, le piquer, le frapper, sans occasionner de douleur. Pourquoi? Parce que son abondance engourdit le physique, et la preuve, c'est qu'elle l'endort. En crucifiant il ne sort pas de sang? Saignez un léthargique, le sang ne coulera pas. Un malade donnant la main à un somnambule, ce dernier ressent ses douleurs et les indique? Les deux corps n'en font qu'un, tel un enfant né avec deux têtes. Il voit les organes malades ? Puisqu'il voit au travers d'un bandeau, sa vue peut pénétrer dans l'économie animale.

Il suit involontairement celui qui l'a magnétisé ? Parce qu'il y a une attraction comme l'aimant attire le fer.

L'action des tables frappantes s'explique facilement : mettez un fer aimanté contre un qui ne l'est pas, vous le soulevez, mais si l'aimant n'a pas assez de force pour se l'attacher, il tombe, et vous pouvez le soulever et le faire retomber à volonté ; le magnétisme produit le même effet. Quant aux tables tournantes, c'est simplement un mouvement de rotation que vous donnez au fluide qui le communique à la table.

L'exaltation des sibylles, jadis regardées comme inspirées des dieux, les convulsionnaires, les miracles sur le tombeau du diacre Paris, les prétendus illuminés, le curé Urbain Grandier, qui fut accusé de magie et brûlé vif, le baquet de Mesmer, tout cela est produit par le magnétisme.

On voit que ces phénomènes s'expliquent naturellement, qu'ils ne sont pas plus diaboliques que le pouvoir d'une espèce de crapaud qui, par son regard, arrête un oiseau au vol et le force à descendre dans sa gueule ; que celui du serpent qui attire de même le rossignol ; et la torpille, qui, par une décharge magnétique, engourdit les animaux soit pour se défendre ou en faire ses victimes.

Des Sens.

A quoi se réduisent-ils ? Au toucher. Pour la vue, le nerf optique touche les objets à une grande distance par la lumière qu'il lance. L'ouïe, c'est le contact de l'air avec le nerf auditif qui fait entendre les sons. Le goût, c'est le palais qui reçoit l'impression en touchant les molécules des substances introduites dans la bouche. De même que les nerfs olfactifs font naître l'odorat en touchant les molécules odorantes.

Ces sens externes ne sont que des fils conducteurs du cerveau où sont placés nos sens internes. Là existe le temple de l'instinct, de l'intelligence, de l'esprit, du jugement, du génie. Vous trouvez ensuite des édifices moins grands pour les déités du second ordre, telles que poésie, architecture, etc. ; par la suite du temps, on pourra les numéroter.

Les grandes facultés sont situées derrière l'os frontal, c'est pourquoi l'homme a le front plus vaste que tous les animaux.

Le premier organe c'est le toucher ; sortez de là, vous ne trouvez que subtilités, obscurité, ignorance et chaos.

En réfléchissant, on voit que le magnétisme est produit par la lumière, et que ses phénomènes sont simples comme tout ce qui nous vient de la nature.

Résumé.

1° J'ai prouvé que la lumière n'est point un agent répandu dans la nature ;

2° Qu'elle est formée par l'homme pour pourvoir à son existence ;

3° Que le soleil et les autres astres, prétendus lumineux, ainsi que la flamme produite par les corps combustibles, ne sont que des réflecteurs du premier ordre, qui, tous sont des foyers de calorique ; donc le soleil ne peut être habité ;

4° Que le magnétisme n'est qu'un effet de lumière.

Philosophes, sur ce point brûlez vos écrits pour ne pas faire rougir le bon sens ! Orateurs qui avez appris à parler comme on apprend aux oiseaux à chanter, faites silence et méditez !

Censeurs, veus n'aurez le droit de critiquer qu'après avoir montré des pensées plus judicieuses. Pour éclipser une lumière, il en faut une plus éclatante.

(La suite prochainement.)

Chez l'Auteur, rue Saint-Antoine, 205, et les principaux libraires.

Paris. — Typ. de Mme Ve Dondey-Dupré, rue Saint-Louis, 46.

TRAITÉ
DE
MÉDECINE

PAR

LE DOCTEUR BUISSON

(SUITE. — N° 3.)

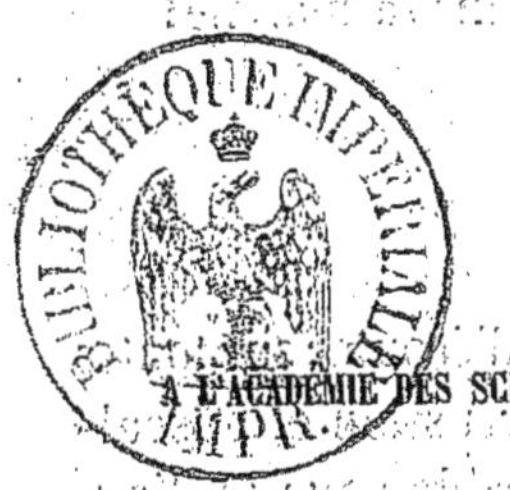

DÉDIÉ

A L'ACADÉMIE DES SCIENCES ET A L'ACADÉMIE IMPÉRIALE DE MÉDECINE.

> Rien n'est bon que l'utile, guérir c'est tout!
> Savoir si le foie secrète du sucre, le nombre des cellules bronchiques, etc., cela est futile et retarde la science.
> Dégager la nature des obstacles qui troublent ses fonctions; voilà le devoir du médecin.

On me reproche de percer de mon dard virulent et mortel tous les médecins.

Mes honorables confrères qui exercent cette science divine avec dévouement et discernement, je les respecte et les invite à se joindre à moi. Quant à ceux qui, par des paroles fallacieuses, cherchent à tromper.... je les pulvérise.

Je ne me soucie pas plus de leur approbation que de leur improbation; c'est une honte d'être approuvé par des personnes à qui la nature a refusé l'intelligence. J'ai dit que l'homme produisait sa lumière, que cet agent n'était

1856

point répandu dans la nature, que le soleil n'était qu'un réflecteur du premier ordre, que le magnétisme est un effet de ladite lumière; a-t-on fait un rapport? Non, et ils ont bien fait!... Quand on tient de sa grand'mère que le soleil nous éclaire, qu'on a été bercé dans cette croyance, qu'on ne peut s'élever à une haute conception, la prudence est de se taire.

Mais, élevez des autels au tonnerre, ou vouez-le aux esprits infernaux, il frappera quand même, et tuera plutôt qu'il ne blessera..... Tel est le Monstre dans sa marche!

Aujourd'hui, la mode est de frapper et d'écouter sur toutes les parties malades; ce qu'on nomme percussion et auscultation. On prétend que cela est indispensable pour le diagnostique et la thérapeutique; on ne traite que d'après leur résultat. Pour les poumons, on peut dire, il est vrai, s'ils sont hépatisés ou caverneux; à quoi cela sert-il? à effrayer le malade, et, en frappant sur une partie morbide, à augmenter le mal. Par l'auscultation immédiate ou par le stéthoscope, on le fatigue et on le refroidit en le mettant nu. Depuis ces inventions obtient-on plus de guérisons? Non, moins que jamais.

Appelé en consultation pour une phthisique qui était à l'agonie, elle est morte en la percutant! Certes, ce n'est pas la percussion qui a occasionné la mort, mais elle l'a hâtée.

Laënnec, inventeur du stéthoscope, est mort d'une phthisie pulmonaire; il n'a cependant pas manqué de se faire percuter et ausculter. Eh bien! qu'en pensez-vous? orateurs diffus, si vous parliez encore vous parleriez sans rien dire, vous bourdonneriez comme des mouches.

Plusieurs de mes confrères ont perdu leurs femmes et leurs enfants de cette maladie; il est évident que la percussion et l'auscultation n'ont pas manqué à ces malheureux!... J'avoue que pour le diagnostique on peut percuter la poitrine légèrement; mais qu'est-ce que c'est que le diagnostique en comparaison de la thérapeutique?... Un malade demande la guérison; peu lui importe le reste. Connaître la maladie sans la cause, ce n'est rien.

Une jeune fille de seize ans, réglée, était atteinte d'une phthisie pulmonaire.

Son père me dit : « Elle est à l'agonie, elle n'a pas une heure à vivre; cependant, pour ma satisfaction, je voudrais que vous la vissiez. » Voici l'état où elle était : les yeux enfoncés, ternes, larmoyants, grandement ouverts, la vue éteinte, pouls insensible, à la face et sur tout le corps, sueur froide et visqueuse, taille au-dessus de la moyenne, maigreur extrême, peau terreuse, pas la force de faire un mouvement ni de parler, évacuations alvines continuelles.

Ma conviction était qu'elle n'avait pas un quart d'heure à vivre. La mère me dit qu'on la soignait comme poitrinaire, suite d'une croissance rapide; que depuis un an elle toussait et crachait beaucoup, mais que maintenant elle n'en avait plus la force. Je lui demande si elle avait été vaccinée; elle me répond que non, qu'elle avait eu la petite vérole, il y avait juste un an, si légère, qu'elle sortait et faisait toutes les commissions pendant sa maladie. Pensant que la cause pouvait être une variole répercutée, je conseille de frictionner tout le corps avec de la pommade stibiée, plutôt pour occuper la mère que dans l'espoir de la guérir, croyant qu'il était trop tard pour obtenir une éruption. Je fus heureusement trompé dans mon attente : les frictions réchauffent la moribonde; le lendemain paraît une éruption, quinze jours après la jeune fille est convalescente, un mois après elle est guérie. Je ne cite pas cette observation pour me faire valoir, puisque le hasard a fait plus que moi, mais pour prouver que la percussion et l'auscultation, dans l'état où était la malade, l'auraient achevée, et pour montrer que les divisions et subdivisions que les insensés font dans cette maladie et dans toutes les autres sont inutiles.

Une dame âgée de vingt-huit ans, accouchée heureusement depuis deux ans, était malade depuis cette époque; plusieurs de mes confrères jugeaient que la maladie était mortelle. Je suis appelé. Maigreur extrême, toux fréquente, grande difficulté de respirer, voix faible et rauque, crachats abondants et purulents, ayant une odeur forte et fétide; depuis deux mois les règles avaient cessé de paraître. D'après mes interrogations, elle me dit que son père et sa mère jouissaient d'une bonne santé, que dans sa famille aucune personne n'était morte de la poitrine, qu'elle avait beaucoup travaillé à des ouvrages durs, que les médecins attribuaient sa maladie à son accouchement, mais qu'elle croyait être malade par suite d'un travail forcé. Je lui demande si elle suait dans l'état de santé; elle me répond qu'elle suait des pieds, mais jamais du corps. Comme elle suait alors partout, excepté de ces parties, je pensai que l'interruption de la sueur des pieds devait être la cause de la maladie; par le moyen de chaussons en caoutchouc je rappelle la sueur primitive. Aussitôt la toux et l'oppression diminuent tellement, qu'elle se croit sauvée; mais il n'était plus temps : une vomique, dont le germe datait depuis longtemps, survient; elle meurt en rendant par la bouche une énorme quantité de pus. Je crois que, dans le principe, si l'idée fût venue de rappeler la sueur aux pieds, on aurait pu facilement la guérir. Eh bien! à quoi ont servi toutes les percussions et auscultations faites sur cette malheureuse? à former la vomique.

Interne à l'Hôtel-Dieu, deux malades dont les lits se touchaient, l'un était affecté d'une syphilis, l'autre d'une phthisie pulmonaire au dernier degré. Pendant plusieurs jours, l'infirmier qui distribuait les médicaments se trompe et donne à l'un ce qui était destiné à l'autre. En faisant la visite, le phthisique me dit : « Ce que vous me donnez est bien mauvais, c'est égal, je le prends, ça me fait du bien; n'importe, ajouta-t-il, ça me reste dans les dents, mais je le mange tout de même. » Celui à côté, au contraire, me remercie d'avoir changé sa prescription, disant qu'il trouvait les médicaments très-bons. J'examine, et je vois que depuis quelque temps on donnait à l'un ce qui était pour l'autre. Ce qu'il y a d'étonnant, c'est que le premier mangeait l'onguent mercuriel avec lequel le dernier se frictionnait. J'en fis part à M. Montaigue, médecin de la salle. « Heureuse erreur ! dit-il ; cela prouve que la phthisie est occasionnée par la vérole. » Il emploie un traitement antisyphilitique et le malade guérit parfaitement. Dans ce temps, on employait très-peu la percussion. Je le demande, à quoi aurait-elle servi ?... Rougissez, percussionnistes !

Une jeune brodeuse âgée de dix-huit ans, fraîche et bien portante, vint me consulter pour lui faire passer une sueur aux mains qu'elle avait depuis sa naissance, ce qui gâtait son ouvrage. Je lui observe qu'en répercutant cette sueur elle tomberait malade. « N'importe, me dit-elle, j'aime mieux mourir de maladie que de faim. » D'après mon refus, elle s'adressa à des commères qui la firent cesser. Peu de temps après, perte d'appétit, toux sèche, amaigrissement. Trois mois environ après, elle vint chez moi et m'avoua sa faute. J'aperçois un commencement de phthisie pulmonaire ; je lui déclare qu'il n'y avait qu'un seul moyen pour la guérir, qui était de rappeler la sueur aux mains et de changer de profession : elle y consentit. Je fais reparaître la sueur avec beaucoup de difficulté, on sait combien cela est difficile, et la santé revint promptement.

D'après ces exemples, que je pourrais multiplier à l'infini, et que mes confrères anciens dans la pratique ont dû maintes fois observer, on voit que la méthode percussive et auscultative est inutile et même dangereuse. Percuter légèrement sur la poitrine pour savoir s'il y a matité ou sonorité pour le diagnostique, cela peut se faire ; mais pour la thérapeutique, non ; je vais encore le prouver.

Un avocat avait un fils âgé de vingt mois, malade depuis plusieurs jours; fièvre, toux, difficulté de respirer, matité du thorax, râle, bouche écumeuse, face colorée, bleuâtre, assoupissement, perte de connaissance, convulsions fréquentes. Plusieurs médecins le soignaient. L'un disait : c'est une céphalite avec épanchement; l'autre, une laryngite; enfin, le troisième, une pneumonie : tous d'accord sur une fin prochaine. Pour sa satisfaction, quoique croyant à une mort certaine, le père me fit appeler. J'examine les gencives; l'enfant avait toutes ses dents, excepté deux molaires de chaque côté de la mâchoire inférieure qui étaient sur le point de percer. Je dis que les trois maladies indiquées existaient, que la cause était le travail de la dentition, qu'il n'y avait qu'un seul moyen à employer, c'était l'incision des gencives, procédé douteux, attendu que le malade était à la dernière extrémité.

La mère s'y oppose, disant que son enfant avait assez souffert par les sinapismes, les vésicatoires volants, les sangsues, et surtout par la percussion. Après beaucoup de peine, je finis par obtenir son consentement. Je pratique l'incision : aussitôt, amélioration sensible, et huit jours après, guérison. Aujourd'hui l'enfant a dix ans; il se porte à merveille. Je ne cite point cet exemple pour humilier mes confrères : tous les praticiens, moi le premier, peuvent se tromper; celui qui oserait dire le contraire mentirait; mais je le cite dans l'intérêt de la science. Jeunes élèves, quand on vous enseigne la méthode percussive et auscultative comme base de la médecine, on vous conduit dans une voie scabreuse, où vous ne trouverez que des écueils, et où vous serez les satellites de la mort!!... N'écoutez pas ces visionnaires, qui disent entendre sur les organes malades des bruits sibilants, de scie, etc.; la nature est simple, et c'est dans la simplicité que vous trouverez la vérité. A tous leurs discours amphibologiques, je réponds d'une manière rustique : si vous ne croyez pas à ce que vous dites, vous êtes dangereux; mais si vous êtes de bonne foi, tous les prix que vous avez obtenus ne sont que des prix de sagesse; vous n'avez rien fait, mais vous avez désiré faire!

Avenbrugger, l'inventeur de la percussion, se bornait à l'employer sur le thorax. Aujourd'hui nos célébrités ont étendu ce moyen sur tous les organes de l'abdomen. Frapper sur la poitrine, c'est bien moins dangereux que sur des parties molles, et cependant ils explorent les régions du foie, de la rate, etc. A moins d'être stupide, on conçoit combien il est dangereux de percuter un organe malade qui n'offre point de résistance. Exemple : un homme agé de quarante ans, marbrier, d'un tempérament bilieux, affecté d'une maladie du foie depuis environ six mois, occasionnée par un long séjour dans un endroit humide et par des chagrins qui ne pouvaient s'effacer. Jugeant la maladie mortelle, je demande une consultation. On fait venir un médecin qui jouit, à tort ou à raison, d'un grand nom et qui plie sous le poids des honneurs. La renommée est souvent fille de l'arrogance et du bruit que les échos insensés répètent!! Notre Esculape se fouille et dit : « Mon Dieu! j'ai oublié mon plessimètre; un médecin ne devrait jamais sortir sans l'avoir, cependant par hasard quand cela m'arrive, j'en improvise un qui le remplace parfaitement. » Il place sur la région du foie une pièce de cinq francs, qu'il maintient avec le pouce et l'index de la main gauche, frappe avec le bout des doigts de l'index et du médius de la droite, place ensuite l'oreille sur la même partie, fait ce manége pendant près d'un quart d'heure, et fait une prescription presque identique à la mienne. Après m'avoir raconté tous les prétendus sons qu'il avait entendus, il porte un pronostic équivoque... semblable aux réponses des oracles.

Le lendemain, je demande au malade comment il se trouvait. « Très-mal, me dit-il; en frappant sur mon côté, il m'a fait beaucoup souffrir. » Quinze jours après, il est mort en faisant des imprécations contre le médecin percuteur. Il est certain que la mort était évidente, mais que la percussion l'a devancée. En palpant, on s'apercevait que le foie était dur, sensible, son volume presque doublé; en frappant, on a occasionné sans doute la rupture d'un dépôt purulent.

Attendu qu'il y a et qu'il y aura toujours plus de sots que de gens d'esprit, ces bavards feront toujours fortune.

Aujourd'hui, quand l'urine est anormale, on l'analyse; à quoi cela sert-il? à rien. Quand cette humeur excrémentitielle n'est pas ordinaire, cela annonce une maladie des reins, organes qui la secrètent; guérissez-les, et l'urine deviendra normale. Quant au microscope, dont nos célébrités font si grand cas, il est inutile. J'ai vu, à l'Hôtel-Dieu de Lyon, une femme âgée d'environ quarante-deux ans, opérée d'un cancer au sein par M. Vericel, chirurgien-major dudit hôpital. Un an après, récidive et même opération. Six mois après, le cancer se manifeste au sein opposé. M. le docteur Berdotte, consulté par la malade, emploie des frictions avec l'onguent mercuriel double jusqu'à salivation, et sans opération, guérison complète. A dire vrai, le cancer n'était encore qu'à l'état squirrheux. Qu'est-ce que cela prouve? que le cancer est une désorganisation de la partie affectée. Quand il provient d'un coup, et que la personne est saine, l'opération réussit toujours; mais quand il existe un vice constitutionnel vénérien ou autre, il faut toujours y joindre un traitement interne, peu importe la différence sous le rapport anatomique. Donc les expériences microscopiques sont inutiles.

La méthode vulgaire dite Raspail, dont la base est le camphre. Ce médicament, employé depuis longtemps, est utile dans certaines maladies, mais très-nuisible dans d'autres. La médecine chimique est une plaisanterie qui ne vaut pas la peine d'en parler. La doctrine homœopatique est en vogue. Elle consiste à traiter les maladies à l'aide d'agents doués de la propriété de produire sur l'homme sain des symptômes semblables à ceux qu'on veut combattre; de sorte que les homœopathes ont pour axiome *similia similibus*, contrairement à l'axiome d'Hippocrate *contraria contrariis.* Ces deux doctrines sont erronées; c'est ce que je vais prouver. J'ai soigné dernièrement un cocher, qui, sur son siége, après avoir reçu toute une journée une forte averse, avait le soir une douleur dans les jambes et impossibilité de se tenir debout. Le lendemain, gonflement des mollets, et le surlendemain érésipèle, démangeaison vive et phlyctènes remplies de sérosité. Nul doute que la cause était une transpiration arrêtée. Mettant des compresses d'eau froide, méthode homœopathique, cela aurait été absurde. En donnant aux parties malades beaucoup de chaleur, on n'aurait pas réussi à rappeler la sueur, attendu que le passage subit du froid au chaud resserre davantage les pores. Voici ce que j'ai fait : aliter le malade, deux applications de sangsues en vingt-quatre heures, cataplasmes de farine de lin, une infusion de fleurs de mauve chaude, une tasse par heure, diète absolue; quelques jours après, guérison. Explication du résultat : dans toutes les maladies, la nature a besoin de repos pour rétablir l'ordre troublé; par les sangsues, les cataplasmes et la diète, j'ai fait disparaître l'inflammation des orifices des pores; et par la tisane, à laquelle j'aurais pu substituer l'eau chaude, j'ai fait pour ainsi dire une injection dans les vaisseaux et forcé l'humeur perspiratoire à reprendre son cours. Est-ce là une méthode homœopathique ou hippocratique?... Non, c'est la vraie médecine, la médecine raisonnée, qui bannira toutes les doctrines et rendra la science mathématique.

J'en appelle à tous mes confrères qui, comme moi, ont vieilli dans la pratique, et, comme moi, n'ont trouvé de récompense que dans leur conscience!...

L'expérience raisonnée est le seul chemin praticable pour faire avancer cette science et la rendre sûre, claire et facile; pour que les savants la respectent et que la multitude ne la profane.

A bas les doctrines, les systèmes, les sectes et les remèdes secrets! Le temps prouvera que j'ai raison; la sagesse du pouvoir fera le reste.

Doctrinaires qui criez contre les charlatans!... qui êtes-vous?

(*La suite prochainement.*)

Chez l'Auteur, rue Saint-Antoine, 205, et les principaux libraires.

Paris. — Typ. de Mme Ve Dondey-Dupré, rue Saint-Louis, 46.

TRAITÉ

DE

MÉDECINE

PAR

LE DOCTEUR BUISSON

(SUITE. — N° 4.)

DÉDIÉ

A L'ACADÉMIE DES SCIENCES ET A L'ACADÉMIE IMPÉRIALE DE MÉDECINE.

Lecteurs, vous avez vu avec quelle facilité j'ai livré à la risée du monde médical les prétendues célébrités. Je n'ai fait voir que quelques-unes de leurs erreurs ; je vais en faire pleuvoir, et prouver que les récompenses acquises par protection et supplication rapetissent l'homme au lieu de le grandir, l'avilissent à ses yeux et à ceux de ses contemporains, malgré les applaudissements de ces gens qui se servent de leur plume pour gagner du pain et obtenir des

1856

places : tels les chats se servent de leurs pattes pour attraper des souris.

Qu'est-ce que c'est qu'un médecin qui ne connaît pas la médecine ?... un bourreau, qui, sans le vouloir, après avoir tué, se tue lui-même.

Faute de savoir on s'amuse à philosopher, à disputer sur des mots, à en créer ; enfin, à rendre la science de plus en plus inintelligible. Assistez aux séances des prétendus savants, vous gémirez si vous avez un peu de bon sens !... Pourquoi ? parce que l'édifice n'a pas une base solide, ou plutôt n'en a pas.

La chirurgie progresse parce qu'elle est visible. La médecine recule parce qu'elle est invisible. Tel, un feu follet s'éloigne quand on l'approche. Mais, si on ne la voit pas par les yeux du corps, on la voit par ceux de l'âme, et je la montrerai plus claire que le soleil. Sur ce point, notre siècle est sombre, et la preuve, c'est que cette science qui est la plus utile, est la plus négligée. On s'occupe des choses frivoles, on cherche les honneurs et les richesses, et on ne s'occupe pas de sa santé ; on aime la vie, et on ne fait rien pour la prolonger ; on écoute et on protége les discoureurs, on traite d'utopistes ceux qui, sans emphase, disent des vérités et indiquent la ligne droite pour parvenir au but.

On a mal jugé mes traités sur la rage et sur le choléra... Eh bien, c'est à mes juges que j'enseigne la science médicale ! ! !...

DES FIÈVRES.

La fièvre n'est point essentielle, elle est consécutive ; elle n'est pas un phénomène symptomatique, résultat d'une douleur transmise au cœur et aux capillaires sanguins par l'arbre nerveux, dont quelques branches font partie d'un organe souffrant (*amphigouri des modernes*). C'est un trouble dans la circulation du sang, suite de l'inflammation d'une ou de plusieurs parties solides. Rien de plus naturel qu'un engorgement quelconque dérange la marche ou plutôt le cours des liquides; donc la fièvre n'est que l'ombre d'une maladie.

Quand il y a fièvre, il y a inflammation; détruisez la cause de l'inflammation, la fièvre disparaîtra : par exemple, un homme a une fièvre maligne ou ataxique avec exacerbation, les yeux rouges, un délire furieux; je vois une inflammation du cerveau. Si la cause est un refroidissement de cet organe, je fais mettre un serre-tête de taffetas gommé et par-dessus un de flanelle : la transpiration se rétablit et le malade guérit. Si au contraire on le saigne et qu'on lui mette de la glace sur la tête, on le perd. Si la maladie est la suite d'un coup, le traitement doit être opposé; si des chagrins en sont la cause, des narcotiques sagement administrés les feront momentanément oublier, peut-être vous le guérirez.

Dans une fièvre quarte, il y a toujours engorgement de la rate. Ce n'est point la fièvre qui le fait naître, mais l'engorgement de cet organe qui donne la fièvre; employez la quinine, la fièvre cessera. Cela s'explique facilement (et dans cette science tout peut s'expliquer) : cet engorgement est une inflammation chronique; pour la faire disparaître, il faut un tonique, et l'expérience prouve que la quinine est le meilleur moyen. Si on applique en même temps sur cet organe des topiques fondants, des vésicatoires volants, quelques sangsues à l'anus, la guérison sera plus prompte.

Pourquoi cette fièvre revient-elle tous les quatre jours? parce que cet organe, comme tous les autres, prépare les molécules nutritives ou plutôt verse dans le torrent de la circulation un liquide utile à la nutrition ; supprimez la rate d'un animal, il vivra le plus quinze à vingt jours, et mourra, suite d'une diarrhée.

Son travail dure sans doute quatre jours, au bout desquels ne pouvant fournir son produit habituel, il en résulte un désordre général. D'abord froid, parce que la circulation se ralentit; chaleur, parce qu'elle augmente, et sueur occasionnée par la débilité, suite des efforts pour vaincre l'obstacle.

Le passage forcé, l'état normal paraît pour disparaître de nouveau le quatrième jour. Cela nous prouve que ce qu'on connaît en fait de nutrition n'est rien en raison de ce qu'on ignore. Là l'esprit s'arrête : on pourra arriver à la porte du temple, mais entrer dans l'enceinte, jamais. Il est certain qu'une molécule ne peut être nutritive pour certaines parties, telles que pour les nerfs, qu'après avoir passé par de nombreuses filières, que chaque organe est un préparateur ou plutôt un laboratoire de chimie.

Les médecins qui considèrent les fièvres comme maladies primitives, et ceux qui les regardent comme symptômes sans s'occuper des causes, ne peuvent agir avec précision : voilà une des grandes plaies de la science. Tel un voyageur au milieu de sa route, arrêté par un précipice, tombe et meurt avant d'être au fond.

Prenons encore pour exemple la fièvre jaune, qui est une peste; elle règne dans les pays chauds, elle est occasionnée par des miasmes ou plutôt des insectes invisibles, fournis par l'émanation de substances animales et végétales en putréfaction sur les bords de la mer. Ils s'introduisent dans l'économie par les aliments qui en sont imprégnés, par l'inspiration de l'air qui en est vicié et par leur contact avec la peau.

Chaque épidémie est différente, parce que ces insectes diffèrent d'après les substances qui favorisent leur naissance.

Tout ce qui a vie dans la nature sort d'un œuf, qui prend la forme dans la matrice où le destin le place pour perpétuer les espèces : telle une statue sort d'un moule. La nature en est remplie, ils habitent l'eau, l'air et la terre, dont ils font partie ; leur forme est ronde, comme tous les corps qui se meuvent dans l'espace.

Les insectes invisibles sont petits, parce que ces œufs n'ont pas passé par d'autres corps pour grandir.

Le teint jaune, signe caractéristique de cette maladie, dénote que le foie est particulièrement affecté ; mais la fièvre intense annonce que tout est malade, et la mort survient du premier au cinquième jour. Dans le début des épidémies, on perd un temps précieux à étudier les symptômes.

Dans cette affection il faut de suite changer d'air ; si cela est impossible, le purifier dans la chambre du malade en y faisant dégager de l'oxygène, par la décomposition du chlorate de potasse par le feu. On emploie en même temps, selon les circonstances, les vomitifs, les purgatifs, les toniques et les sudorifiques. Si on s'écarte de cette simplicité, si on veut chercher une panacée, on ne réussira jamais.

C'est avec intention que j'ai cité la fièvre la plus obscure et la plus meurtrière ; on voit par là combien il serait facile d'expliquer les autres.

Que doit-on faire de tous les écrits sur cette matière qui datent depuis des siècles, et que pour les lire la vie serait trop courte ?... En débarrasser les bibliothèques, attendu qu'ils retardent les études et font de la médecine un chaos.

Malgré l'orgueil, l'ignorance et l'envie, la vérité éclatera, on marchera dans une voie sûre, on ne perdra aucun fait sanctionné par l'expérience, et on respectera, sans suivre leurs conseils, les hommes à qui il n'a manqué que le temps pour dissiper les nuages qui obscurcissent le soleil.

Pour découvrir la réalité, il faut souffler la poussière qui couvre la science, braver l'envie et marcher sur ses ennemis.

Celui qui ne comprend pas les victimes qu'une médecine mal raisonnée peut faire, n'est qu'une brute qu'on conduit au trépas et qui mérite son sort.

Je ne sais pas pourquoi on tolère toutes ces sectes : si l'une a raison, il est évident que les autres ont tort; non, il ne peut y en avoir, pas plus qu'en astronomie et dans toutes les sciences exactes, cela équivaut à l'inconnu; même, le mot de tact médical n'est qu'une ruse, une jonglerie, j'en appelle à mes *juges !!!*

(La suite prochainement.)

Chez l'Auteur, rue Saint-Antoine, 205, et les principaux libraires.

Paris. — Typ. de Mme Ve Dondey-Dupré, rue Saint-Louis, 46.

TRAITÉ

DE

MÉDECINE

PAR

LE DOCTEUR BUISSON

(SUITE. — N° 5.)

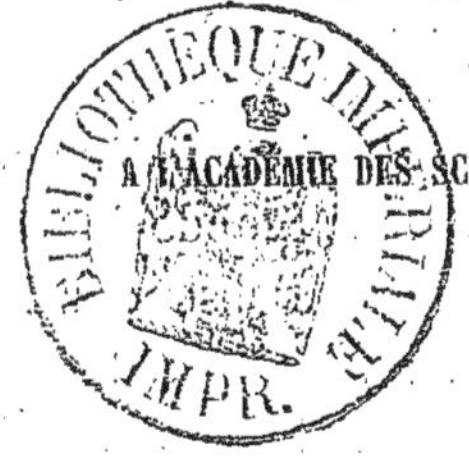

DÉDIÉ

A L'ACADÉMIE DES SCIENCES ET A L'ACADÉMIE IMPÉRIALE DE MÉDECINE.

Je frappe sur les charlatans : ceux qui se fâchent, c'est qu'ils se reconnaissent.

Solidistes, humoristes, vitalistes, etc., ne sont que des mots vides de sens; les maladies attaquent les solides, d'autres fois les liquides, et souvent l'un et l'autre. Quant aux vitalistes, la vie est dans l'œuf primitif qui entre dans la composition de notre globe, croît comme une éponge qui s'empreint d'un liquide. L'harmonie qui règne entre toutes ses parties, l'emprunt qu'elles se font les unes aux autres déterminent un mouvement qui entretient l'existence. Plus l'être est compliqué, plus il est intelligent; chaque organe est un animal, tous s'entr'aident pour conserver leurs formes; l'existence de l'un dépend de celle de l'autre; par le frottement les parties entretiennent leur chaleur, s'usent, et la désorganisation s'ensuit. C'est donc la réaction des molécules entre elles qui donne et maintient la vie. Mais toutes ces complications se réduisent à l'absorption et à l'exhalation; c'est là où l'on reconnaît l'œuvre de la Providence qui, avec rien, a fait tant de choses : voilà la vie, voilà la mort ; ce qui prouve que tout ce qu'on a écrit n'est que *fantasmagorie.*

DES DARTRES.

On les divise en herpès circinné, squammeux, farineux, *lepra vulgaris, psoryasis guttata, pytiriasis,* lichen *circonscriptus,* herpès tuberculeux, *porigo scutulata, favus,* herpès contagieux, *vitiligo, pemphicus, pemphicus pruriginosus, solitarius,* aigu, chronique, simultané, successif, herpès phlyctenode, *pemphigus infantilis, rupia, escharrotica,* folliacé, eczéma, impétigineux, *prurigo senilis,* éléphantiasis, jambes des Barbades, dal-fil, *socius substantiæ,* acué sébacée, *simplex, indurata,* sébacée, sèche, fluente, etc., etc., etc.... J'abrége de beaucoup ce pathos, dont le moindre défaut est d'obscurcir la science. Il n'y a qu'une espèce de dartre, c'est la dartre farineuse, qui prend différents aspects, selon les causes qui la produisent ; telle une couleur peut devenir plus ou moins foncée.

La peau est composée de l'épiderme, d'un corps muqueux et du derme. Quand la maladie est occasionnée par la malpropreté, l'épiderme est farineux ; mais si la cause est plus grave, cette dartre, qui n'atteint que l'épiderme, peut affecter les autres couches et même se propager aux parties sous-jacentes.

La *corona veneris* dans la syphilis, la dartre purulente dans la scrôfule commencent toujours par la dartre farineuse. L'eczéma, l'éléphantiasis et d'autres dartres rebelles commencent de même ; elles sont occasionnées par plusieurs virus. Supposons un homme scrofuleux, atteint en même temps d'une vérole chronique et d'une gale répercutée : il peut naître chez lui un eczéma ou un éléphantiasis, un seul virus peut attérer la peau ; mais, s'il est binaire ou tertiaire, l'altération sera bien plus grande et plus difficile à guérir.

La maladie a aussi plus ou moins de gravité, selon l'âge

et la constitution. J'ai vu une personne, par suite de frayeur, avoir le corps couvert de dartres. Des bains tièdes et une tisane rafraîchissante ont suffi pour les faire disparaître. Pourquoi? parce qu'elle était saine avant l'affection. J'ai soigné une femme qui, de même, par une frayeur, avait le corps couvert de dartres; la maladie a été longue et a exigé une autre médication. Pourquoi? parce qu'elle avait une constitution scrofuleuse.

Les dartres bénignes sont, le plus ordinairement, produites par une cause, et les dartres malignes par plusieurs. On doit toujours attaquer la première; le difficile est de reconnaître le principe, attendu que le malade souvent le cache ou qu'il l'ignore; mais le savoir du médecin doit y suppléer par l'aspect de la maladie et la perspicacité de son esprit.

Rarement un traitement externe suffit, il faut un traitement interne, et souvent l'un et l'autre.

Une jeune fille de seize ans, atteinte d'une dartre scrofuleuse où tous les moyens avaint échoué; je lui dis secrètement qu'elle avait le vice de la masturbation, que sa guérison dépendait de sa volonté, qu'elle altérait sa beauté et qu'elle ne pourrait se marier. Je l'ai guérie par une tisane insignifiante, au grand étonnement de la famille, qui ignorait et ignore encore mes conseils (1).

On voit que tout est simple, et que celui qui guérit avec un verre d'eau rend plus de services que celui qui emploie une foule de médicaments, souvent inutiles et même nuisibles. Quelquefois ce n'est pas la maladie qui tue, mais le traitement.

Je disais un jour à un avocat : — Pourquoi tant de paroles dans tel procès, tandis que par un mot vous pouviez le gagner? — Oui, mais j'aurais été moins payé!... Eh bien,

(1) Un chirurgien, dernièrement, soignant un ulcère, après huit mois de traitement sans succès, désignait ainsi la maladie : mal bizarre et étrange, curieux par le résultat négatif de tous les traitements employés. Que voit-on là? Qu'il n'a pas découvert la cause.

voilà la pensée de nos célébrités qui, de loin, paraissent des géants et rapetissent quand on les approche !... Que sont la plupart des membres des sociétés savantes ? des oiseaux en cage, qui chantent à qui criera le plus fort.

TRAITEMENT DES DARTRES.

Les maladies herpétiques sont presque toutes occasionnées par des maladies internes et chroniques, dont elles ne sont qu'un symptôme. Alors, un traitement interne est indispensable. Mais, quand elles sont produites par une cause externe telle que la malpropreté ou la contagion, par exemple en touchant un dartreux ou se servant de son linge non ou mal lavé, un traitement externe est suffisant.

C'est une règle générale de traiter par une médication interne toutes les maladies qui se portent du dedans en dehors, et par une médication externe toutes celles qui se portent du dehors en dedans.

On voit que cette affection est simple, et qu'il est ridicule d'avoir tant écrit et fait des ouvrages ornés de planches.

Je sais que les esprits vulgaires me trouvent trop sommaire. Je réponds que tous les ouvrages en médecine ne sont que des fusées, qui laissent le lecteur dans une plus grande obscurité ; que je suis le premier qui tend la main aux aveugles ; que pour être compris, il faut être concis ; en un mot, il faudrait trop de temps pour arracher les broussailles et cultiver minutieusement un champ aussi vaste, d'où dépendent la santé, la vie ou la mort.

Quand la maladie est produite par une cause externe, des cataplasmes de fécule de pomme de terre et des bains ordinaires souvent suffisent. J'ai vu cependant ces maladies être très-rebelles, telles que la mentagre produite par la coupure d'un rasoir qui avait servi à un dartreux ; d'autres pour s'être grattés, suite d'une démangeaison. Les ongles, dans le peuple, sont presque toujours sales, et par conséquent malsains.

J'ai vu des cultivateurs être affectés de dartres et même de cancers à la face, pour avoir gratté avec leurs ongles un simple petit bouton.

Dans ce cas, comme le virus introduit est toujours inconnu, le traitement est quelquefois long. Si les émollients échouent, il faut se laver par deux heures avec la solution suivante :

℞ Sulfure de potasse.........	90 grammes.
Eau......................	400 grammes d'une part.
℞ Acide sulfurique...........	60 grammes.
Eau......................	400 grammes d'autre part.

Mettre une demi-cuillerée de chaque dans une cuvette d'une décoction de sureau avec addition d'une cuillerée de sel gris, ce qui peut servir la journée. La nuit, mettre un cataplasme de fécule de pomme de terre; si le cas l'exige, augmenter la force du médicament. Je vais en expliquer l'effet : Un de mes malades, affecté d'une espèce d'eczéma, me dit qu'avec un microscope il y apercevait une foule d'insectes. Eh bien, si cet instrument était perfectionné, on verrait que toutes les dartres sont formées de parasites, et même, dans un atôme, on verrait un monde !... C'est donc en détruisant ces animalcules que ce remède agit ; de même que les mercuriaux, le soufre, les préparations ferrugineuses, etc.

Dans presque toutes les maladies, en détruisant la cause, les efforts de la nature suffisent pour guérir. Cependant j'ai vu quelques malades qui, d'après mes conseils, avaient cessé de gratter les dartres avec leurs ongles et qui, pour apaiser le prurit, se frottaient avec un linge de fil, quelques-uns guérir et chez d'autres la maladie persister et céder ensuite à des moyens empiriques tels que la suie de cheminée, le sel, le vinaigre, l'huile de foie de morue, etc... Pourquoi? parce qu'il y a mille espèces de ces insectes, et que ce qui tue l'un est indifférent à l'autre.

TRAITEMENT INTERNE.

On peut être dartreux sans apparence de dartres, c'est-à-dire que ce vice peut être interne, suite de répercussion ou d'hérédité.

Je soigne une dame âgée de trente ans, affectée d'une gastrite, de névralgie, et surtout d'un écoulement, par le nez et par la bouche, d'environ un litre de sérosité, dans les vingt-quatre heures; sérosité très-âcre, puisqu'elle lui a carié presque toutes les dents. Elle avait pour ainsi dire toutes les maladies sans en avoir une de caractérisée. Qu'auraient dit les nosologistes? Chacun à sa manière aurait baptisé la maladie, et la mort en aurait été la conséquence inévitable. J'ai su que jadis elle avait eu des dartres, j'ai pensé qu'il existait une humeur herpétique interne. Par des frictions irritantes, j'ai fait reparaître les dartres, j'ai fait appliquer un vésicatoire pour imiter la nature, qui calme souvent les douleurs de tête par un écoulement d'oreilles; mettre ensuite sur la tête un serre-tête de taffetas gommé, pour que, par une transpiration, l'économie puisse éliminer les humeurs corruptives. A l'intérieur, j'ai donné des ferrugineux, parce que j'ai vu que la cause primitive était scrofuleuse; scrofule occasionné par des chagrins. J'ai débarrassé les voies digestives par deux vomitifs en deux jours, à la suite desquels j'ai administré de légers purgatifs. Aujourd'hui, la malade est presque guérie et avec le temps la cure sera parfaite.

Échos ténébreux, qui croyez qu'une observation est incomplète quand on ne dit à quelle heure le malade a toussé, craché ou mouché, apprenez que le vrai médecin doit être laconique, et que, dans un de ses mots, on doit trouver mille pensées.

Une dartre occasionnée par une maladie siphilitique doit être soignée par des mercuriaux; si elle est la suite d'une affection psorique, par des préparations sulfureuses. Si les deux causes existent, employez en même temps les deux médications. C'est pourquoi il arrive souvent qu'un médicament ne fait rien et que plusieurs guérissent.

Expliquons maintenant ces phénomènes si simples, qui se passent à l'intérieur et à l'extérieur, et qui paraissent si extraordinaires, sur lesquels on ne trouve pas deux auteurs d'accord. J'ai vu un homme affecté d'une maladie pédiculaire, depuis quinze jours : tous les matins à onze heures, il sortait de toute la surface de sa peau une myriade d'insectes, montant les uns sur les autres, et en telle quantité qu'on pouvait les ramasser avec une cuiller ; très-blancs, ressemblant aux pous de tête, mais beaucoup plus petits, tous de la même grosseur et très-vifs. Ils sortaient par les pores, et à deux heures après midi, ils rentraient tous par la même voie. Pendant ces trois heures, cet homme avait un peu de fièvre, mais il requérait mes soins plutôt par propreté que par souffrance. D'où provenait cette maladie ? D'une affection morale qui avait produit dans son être une métamorphose, c'est-à-dire un changement de ces animalcules qui composent nos humeurs, et qui, d'indispensables, deviennent nuisibles. Eh bien, dans un vice quelconque, c'est un changement différent, selon la nature qui le produit.

Quand plusieurs vices s'accumulent, les parasites qu'ils produisent sont plus terribles, et de dartreuse la maladie peut devenir cancéreuse.

Quand un virus est inoculé, les insectes sont bornés sur la partie où ils sont introduits, puis ensuite circulent dans le sang et s'étendent aux parties solides. S'ils séjournent plusieurs années, la maladie devient constitutionnelle et passe à la postérité ; mais au lieu d'augmenter, elle va en diminuant, attendu que la nature reprend ses droits.

Tout le prestige des dartres tombe sous ce raisonnement. Eh bien, que deviendra tout cet échafaudage qu'on a fait ?... Il restera jusqu'à ce qu'une génération plus éclairée en fasse justice; aujourd'hui, ce n'est point avec un raisonnement juste qu'on empêche d'aboyer, c'est avec une curée! En simplifiant la science, j'abaisse l'orgueil de ceux qui, sans mérite, ont obtenu des récompenses honorifiques et salariées, et qui rougissent se voyant dévoilés; leurs travaux sont ceux des Danaïdes, puisque toujours l'un dément ce que l'autre a dit la veille.

Maintenant, disons un mot sur l'homœopathie, dont les adeptes prétendent guérir les semblables par les semblables. L'herpès est un des fléaux du genre humain; il n'est pas un homme qui, dans sa vie, n'en ait été affecté; eh bien, une dartre occasionnée par la malpropreté, est-ce en conseillant d'être plus malpropre que ces sectaires peuvent guérir? Une frayeur cause des dartres, doit-on faire peur? Si la maladie a été inoculée, doit-on l'inoculer de nouveau? Cela serait aussi ridicule que de vouloir sauver un homme qui meurt de faim en le privant de nourriture; ou qui meurt de soif, en le privant de boire.

Le corps médical devrait se prononcer, oui ou non, sur cette méthode que je qualifie de stupide quand j'entends parler d'éléments, de globule, d'impondérable, de substances médicamenteuses administrées par milligrammes, de tisane en faisant bouillir du silex, d'agiter les potions, ayant soin surtout de ne secouer qu'un certain nombre de fois en soulevant le coude, et mille autres balivernes.....

Oui, il n'y a pas un homme sensé qui ne dise qu'en tolérant ce charlatanisme éhonté, la science recule pour disparaître!... Si j'en avais le pouvoir, je dirais aux sociétés savantes : expliquez-vous sur cela, et vous jaserez après! Je sais bien que ceux que le gouvernement a chargés de cette mission pourraient dire qu'ils sont occupés à faire des expériences sur des animaux vivants. Je demande à quoi cela aboutit? Font-ils faire un pas à la thérapeutique qui est tout? Non. Eh bien, la loi défend de maltraiter les animaux, à bien plus forte raison de les torturer inutilement. Voilà cependant ce qu'on fait aujourd'hui, sans voir qu'on perd le temps qu'on devrait employer à apprendre l'art de guérir. On se plaint que la vie est courte, parce qu'on ne sait pas l'employer. Donnez mille ans de vie à ces gens qui se croient médecins parce qu'ils écorchent vifs des animaux de toute espèce, ils ne seront pas plus avancés. Plus ils cherchent, plus ils s'embourbent; plus ils lisent, plus leur esprit s'éteint. Pourquoi? Parce que, dans cette science, on ne voit que par les yeux de l'âme, et qu'en réfléchissant on s'aperçoit que la simplicité est son essence. En cherchant loin la vérité, on ressemble à un homme qui cherche son chapeau qu'il a sur sa tête!

Sonnez le tocsin, l'édifice médical brûle..... il brûlera quand même, et c'est à sa lueur que le *Monstre* écrit!!!

(*La suite prochainement.*)

Chez l'Auteur, rue Saint-Antoine, **205**, *et les principaux libraires.*

Paris. — Typ. de Mme Ve Dondey-Dupré, rue Saint-Louis, 46.

TRAITÉ
DE
MÉDECINE

PAR

LE DOCTEUR BUISSON

(SUITE. — N° 9.)

DÉDIÉ

A L'ACADÉMIE DES SCIENCES ET A L'ACADÉMIE IMPÉRIALE DE MÉDECINE.

Explication de la méthode sous-cutanée, de la cicatrisation sans suppuration ou avec suppuration,

SUIVIE

DE LA RÉPONSE AU RAPPORT DE L'ACADÉMIE DES SCIENCES

DES MÉMOIRES SUR LE CHOLÉRA

Messieurs et très-honorables Confrères,

Vos discussions sur la cicatrisation (sans résultat) m'ont étonné, attendu qu'il n'y a rien de plus simple; mais ce n'est qu'en silence et dans la retraite qu'on peut pénétrer les prétendus mystères de la nature. La méthode sous-cutanée a du mérite, mais je me tais sur sa priorité. A quoi tient une découverte? au hasard, dont chacun de nous peut être favorisé. Depuis longtemps j'avais la conviction qu'un bain de vapeur dit *à la russe* pouvait prévenir l'hydrophobie, mais je ne pou-

T

vais croire qu'il pût la guérir; atteint moi-même de cette maladie, j'en prends un pour me suicider et je me suis guéri !...

J'avoue que le destin a presque tout fait et que j'aurais tort de me glorifier. Quant à ma découverte sur le siége et la cause du choléra, m'étant trouvé auprès d'un cholérique à qui on frottait les membres, je lui demandai si cela le soulageait; il répondit : « Beaucoup, mais c'est au dos où je souffre le plus... » et il est mort en se plaignant de cette partie. D'après cet exemple et plusieurs autres, j'ai vu que la colonne vertébrale était le siége de la maladie et qu'un refroidissement de la moelle épinière en était la cause. J'ai dirigé mon traitement sur cette partie. J'ai réussi... Où est la gloire, puisque cela est encore dû au hasard ?

Maintenant parlons de la cicatrisation : il existe un gluten animal que tous les animaux possèdent, puisqu'il entre dans leur organisation ; c'est avec lui que le ver à soie forme son cocon et l'araignée sa toile ou plutôt son filet. A propos de cet insecte, il est peu de personnes qui, dans un champ, n'aient vu de petits ruisseaux traversés par leurs toiles et qui ne se soient dit : « Comment cet animal, dont la structure ne permet ni de nager ni de voler, a-t-il pu tendre ainsi un piége ? »

Voici ce qu'il fait : il attend un vent propice, il rend par la bouche un petit globule qui, plus léger que l'air, s'élève maintenu par un fil comme un ballon captif et s'attache à l'autre côté du ruisseau; après avoir assujetti le même fil, l'araignée traverse l'eau sur ce pont et forme son piége en peu de temps, puisqu'en le détruisant le soir, le lendemain on en trouve un autre.

Un jour, entrant dans ma chambre sortant d'un jardin, j'aperçois une araignée sur ma main, je la secoue, elle tombe ; je m'en crois débarrassé, mais pas du tout : je la vois remonter sur ma main et s'élever au plafond. Curieux de savoir comment elle s'y était prise, je vais chercher une autre araignée, je la mets dans la même position, je la secoue, elle tombe, mais avant de toucher le sol elle remonte rapidement sur ma main; alors je vois un renflement comme une petite perle au bout d'un fil que l'araignée avait filé s'élever au plafond, s'y attacher et l'insecte monter avec une célérité étonnante.

Vous croyez, messieurs, que c'est une digression? pas du tout. Cela entre dans mon sujet, cela prouve la puissance de ce gluten qui est la base de nos parties; qui, non-seulement soude les molécules, mais forme les organes; c'est un tout qui change de propriété selon sa texture; qui, selon sa densité, forme les parties liquides et solides. Sans lui l'économie serait réduite à néant. Si la chimie avait des moyens plus précis pour analyser les substances organiques, elle sanctionnerait cette vérité.

Oui, cette glu transsude des parties divisées, elle les réunit comme le ciment lie les pierres.

En supposant un instrument tranchant extrêmement mince, mû avec une vitesse pareille à celle de l'électricité, qui diviserait les parties sans les déplacer, on pourrait couper un homme en deux sans danger pour sa vie et sans douleur, tant est grande la puissance de cette substance collante.

Dans la division sous-cutanée des tendons et des muscles, la cicatrisation se fait promptement et sans suppuration, parce que les parties divisées restent en contact.

Quant à l'introduction de l'air, il n'agit qu'en séparant les parties, et attendu que pour une cicatrisation prompte il faut union avec contact immédiat, c'est en y mettant obstacle qu'il occasionne la suppuration.

Mais ne croyez pas que cette glu soit la seule cause de la cicatrisation; il y a encore l'attraction animale produite par le fluide nerveux ou magnétique. Voulez-vous une preuve de cette attraction? prenez un serpent, coupez-le en plusieurs parties, vous verrez chaque tronçon faire des efforts pour se rapprocher.

Quand il y a solution de continuité sans contact des parties divisées, alors il y a suppuration, la plaie suinte du sang et de la sérosité qui se putréfient et forment du pus. Quand il n'y a pas de virus interne, seulement avec des soins de propreté, on voit des bourgeons charnus s'élever et transsuder ce gluten, que quelques auteurs nomment *lymphe plastique coagulable*, lequel couvre les surfaces de la plaie d'une pellicule mince qui, par sa transparence, paraît rougeâtre, mais qui par la suite du temps s'épaissit, se durcit, devient blanche, et qui n'est autre chose que de l'épiderme.

Messieurs, vous voyez qu'en peu de mots j'explique ce que vous n'avez pu expliquer ; vous voyez que la science médicale est simple, qu'il suffit d'avoir un peu d'intelligence pour la comprendre, d'ouvrir les yeux pour la voir.

L'Académie des sciences m'avait promis un rapport sur ce Mémoire, sans doute la jalousie l'a empêchée de tenir sa parole. Vous, monsieur Velpeau, qui êtes le plus grand de tous (section de chirurgie), semblable à un botaniste, vous deviez vous baisser, cueillir cette plante et la classer comme utile ou nuisible... Mais, je le vois, vous avez craint de vous brouiller avec vos collègues. Monsieur, vous savez comme moi qu'un académicien doit sa nomination aux sollicitations, c'est pourquoi on voit côte à côte la science et la médiocrité... Pourquoi trembler devant vos inférieurs ?

Jusqu'à présent j'ai tenu ma parole. J'ai prouvé qu'en raisonnant juste en médecine, on peut tout éclaircir ; j'ai prouvé que la lumière est produite par les animaux, que le magnétisme n'est qu'un effet de lumière, que nos sens sont produits par le toucher, que les fièvres sont consécutives, qu'il n'y a qu'une espèce de dartre dite *farineuse*, suite de malpropreté; que toutes les autres ne sont que les conséquences d'autres maladies.

J'ai parlé de l'œuf primitif, source de vie, qui entre dans la composition du globe terrestre où la nature dort et attend une circonstance fortuite pour l'éveiller; j'ai expliqué la folie et indiqué les moyens curatifs; j'ai expliqué tous les symptômes du choléra et donné les moyens curatifs. Enfin, j'ai indiqué le moyen de guérir la rage.

UN MOT

SUR LE RAPPORT FAIT A L'ACADÉMIE DES SCIENCES DES MÉMOIRES SUR LE CHOLÉRA, POUR LE PRIX BRÉANT.

Pour faire cesser les injustices académiques je vais les divulguer, non pour moi, je n'ai besoin de rien, mais pour mes jeunes confrères dont l'avenir pourrait être brisé.

Sur mon Mémoire de l'hydrophobie présenté il y a longtemps à l'Académie de médecine, où je prouve qu'on peut prévenir et guérir la rage par des bains de vapeur dits à la russe, elle a dit que si ces bains guérissaient cette maladie, l'honneur de cette découverte ne m'appartenait pas, attendu que les anciens, au rapport de *Celse*, faisaient usage de ce procédé; j'ai répondu que les anciens n'avaient pu employer les bains russes qui sont une découverte moderne. L'Académie, honteuse, a gardé le silence!... Aujourd'hui, je me venge en expliquant tout ce qu'elle ne peut expliquer. A l'Académie des sciences j'ai présenté un Mémoire raisonné sur le choléra, où j'explique tous ses phénomènes; je prouve que la cause est un refroidissement de la moelle épinière, qu'il faut frotter longtemps la colonne vertébrale avec un mélange d'éther et de chloroforme, après avoir mis préalablement le malade dans un sac de molleton de laine neuf pour le faire suer.

J'étais sûr de son sort; l'Académie, éblouie par sa clarté et sa précision, n'en a point fait mention, et la crainte d'être dépassée lui a fait embourber son char!

A M***, Rapporteur.

Monsieur, sur cinquante-trois Mémoires présentés à l'Académie des sciences, vous ne parlez que de deux. Dans le premier vous dites que l'auteur propose d'inoculer le virus variolique pour neutraliser le virus cholérique. Le choléra n'est point occasionné par un virus et il n'en forme pas ; vous ne connaissez pas la maladie. Dans le deuxième Mémoire de prédilection, vous dites que l'auteur dit avoir employé avec succès le calomel à haute dose, et vous êtes étonné, qu'à cette dose fabuleuse, il n'occasionne pas de salivation !... Monsieur, si vous eussiez lu mon Mémoire, vous sauriez que dans le choléra asiatique, il y a évacuation continuelle du haut et du bas, qui empêche l'absorption d'une substance quelconque ; et si vous eussiez consulté M. Flourens, votre loyal, savant et érudit collègue, vous n'auriez pas fait rougir l'Académie en vous chargeant d'un rapport au-dessus de vos forces... Je laisse à votre conscience ou à votre amour-propre à vous poursuivre, comme la justice, un flambeau d'une main et un glaive de l'autre, poursuit un criminel ! En fait de science, le pouvoir consulte les académies... Maintenant quelle confiance quand elle entend le public crier : A la porte les académiciens ! à bas les académiciens qui font de faux rapports !

Académiciens, qu'en dites-vous ? N'avez-vous jamais reçu un coup de fouet si fort et d'une main si sûre? Aussi, pourquoi les plus instruits parmi vous se laissent-ils conduire par les plus infimes ? Ne voyez-vous pas que vous offrez le spectacle ridicule de chats qui se laissent manger par des souris ? Fuyez, fuyez, essaims de mouches, vous n'avez plus la force de bourdonner ; votre agonie est celle d'un insecte !

Voilà, lecteurs, quels sont mes juges ! Dans le prochain numéro, j'enseignerai à l'Académie de médecine la fièvre puerpérale, qu'elle a prouvé et avoué ne pas connaître, ou plutôt ne pas comprendre, dans ses dernières et nombreuses discussions.

Qu'on sache que pour MM. les académiciens qui ont des talents réels, et qu'on nomme avec juste raison les princes de la science, j'ai pour eux la plus grande vénération ; mais, souvent et malheureusement, dans les assemblées, c'est la queue qui conduit la tête.

Paris. — Typ. H. S. Dondey-Dupré, rue Saint-Louis, 46.

TRAITÉ

DE

MÉDECINE

PAR

LE DOCTEUR BUISSON

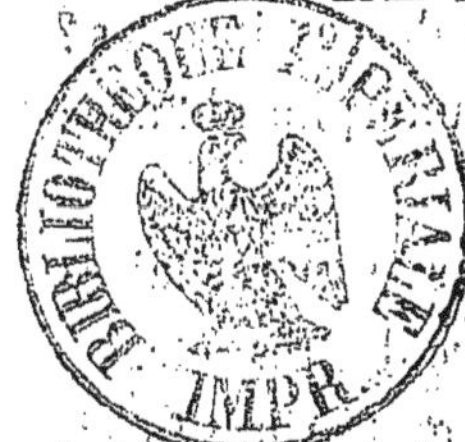

(SUITE. — N° 10.)

DÉDIÉ
A L'ACADÉMIE DES SCIENCES ET A L'ACADÉMIE IMPÉRIALE DE MÉDECINE.

LA GALE

On a beaucoup discuté et on discute encore, savoir : si l'acarus produit la gale ou celle-ci l'acarus.

Feu M. Pelletan, chirurgien en chef de l'Hôtel-Dieu, sur ma demande me répondit : — Quand on voit des moutons paître dans un pré, on ne peut avoir l'idée que le pré ait engendré les moutons.

En réfléchissant un peu, on voit que cette réponse est juste.

Quand cette maladie est récente, il n'y a point d'insecte ; quand elle devient chronique, alors l'insecte se forme.

Il est difficile de communiquer la gale en mettant seule-

1858

ment ces insectes sur la peau ; mais en inoculant le virus, cela est immanquable.

Si dans le premier cas on réussit quelquefois, c'est que l'insecte a les pattes imprégnées de virus ; mais placez plusieurs acarus sur un tissu soyeux où ils essuieront leurs pattes, et mettez-les ensuite sur la peau d'une personne saine, vous ne procurerez jamais la maladie, à moins que vous ne les écrasiez : alors leur corps, rempli de virus, communiquera la gale.

Comment expliquer la naissance subite de ces insectes ? Par des infusoires qui se forment et se métamorphosent avec la rapidité de la pensée.

Ce que je dis pour la gale s'étend à tous les parasitaires qu'on voit dans d'autres maladies, telles que dartres, etc.

Oui, je l'ai dit et je le répète, il y a un œuf primitif qui, dans le monde, est partout ; il est sujet à mille métamorphoses que la puissance du microscope ne peut et ne pourra voir ; ces œufs, par la chaleur et l'humidité, se changent en infusoires ; quand ils passent par d'autres corps, ils prennent leurs formes.

Il n'y a pas de naissance spontanée, il y a vie, et on entend par vie l'harmonie de plusieurs fonctions.

Comme la rage, la syphilis, le charbon, les dartres, cette maladie peut être primitive et contagieuse.

La gale primitive est occasionnée par la malpropreté et la misère : les organes s'appauvrissent et sécrètent des humeurs vicieuses, la circulation se ralentit, le sang arrive difficilement à la périphérie du corps, la peau devient terreuse, elle produit la gratelle, ensuite des sarcoptes, qui produisent des vésicules remplies de sérosité qui, inoculée, produit la gale contagieuse.

Abandonnez la maladie à la nature et greffez un vice vénérien, vous pourrez obtenir toutes les espèces d'herpès, le lupus et même l'éléphantiasis.

Empiriques de tout étage, admirez la simplicité de la Providence, et cessez d'embrouiller la science par vos nomenclatures ridicules.

Vous, micographes, qui voyez dans la teigne, non-seulement des insectes, mais des cryptogames tels que : champignons, mousse, fougère, etc., sachez que ce ne sont que des épiphénomènes qui ne méritent aucune attention. D'ailleurs M. Velpeau, dans une séance académique, vous a foudroyés ; tel un ouragan balaye la poussière !

Pour guérir la gale, soit spontanée, soit contagieuse, d'abord la propreté, ensuite des frictions avec la pommade soufrée ou mercurielle, crainte d'odeur ; prendre sept bains sulfureux : sulfure de potasse, 80 grammes dans chaque bain. Faire des lotions, matin et soir, avec sulfure de potasse : 30 grammes dans un litre et demi d'eau, et addition d'acide sulfurique, 8 grammes. Médication de Dupuytren.

Maintenant, comment agit ce traitement ?... Il approprie la peau, lui donne de la force, de la souplesse, et la nature fait le reste.

C'est en jouant cartes sur table qu'on fera progresser la science. Cessez vos discussions interminables, puisqu'elles sont basées sur des erreurs ; montrez à la société que la médecine, science divine, est une et indivisible !!

Ceux qui font des livres avec des livres, qui dénaturent la vérité par un flux de mots, ressemblent à ces eaux bourbeuses qui vicient l'air et engendrent la peste, voilà les parasites les plus dangereux... Un peu de lumière suffit pour les tuer ; c'est ce que je prouve et que je continuerai à prouver !

Que ces sociétés savantes qui ne peuvent résoudre un problème en médecine sachent que le rat perce la montagne, qu'un serpent dévore un bœuf, qu'une piqûre de mouche peut tuer un homme... Les plus petites choses forment les plus grandes ; tel on voit des coquillages microscopiques former un rocher qui s'élève au-dessus de l'Océan... C'est là l'habitation du *monstre*... Il joue avec le tonnerre, la tempête est son élément !!!...

(*La suite prochainement.*)

Paris, avril 1858.

Paris. — Typ. de Mme Ve Dondey-Dupré, rue Saint-Louis, 46, au Marais.

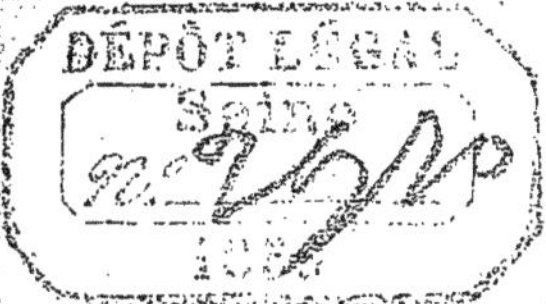

TRAITÉ

DE

MÉDECINE

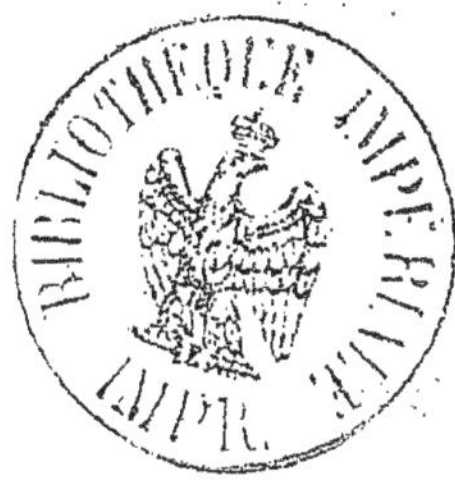

PAR

LE DOCTEUR BUISSON

(SUITE. — N° 11.)

DÉDIÉ

A L'ACADÉMIE DES SCIENCES ET A L'ACADÉMIE IMPÉRIALE DE MÉDECINE.

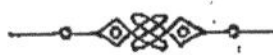

De la Fièvre puerpérale et de la Génération spontanée.

A Monsieur le Docteur Trousseau

Monsieur le Docteur,

C'est avec délice que j'ai lu votre rapport sur la ligature de l'œsophage. Si vos collègues vous imitaient, ils mériteraient des louanges immortelles. Oui, votre rapport est lucide, est concis; en un mot, telle on voit une eau claire sortir d'un rocher, tel votre discours sort de vos lèvres; en vous lisant, il me semble voir une abeille former du miel de différentes fleurs!... Mais pourquoi perdre du temps pour un objet de si peu d'importance? Voilà la question. Orfila a dit: L'opération n'est pas dangereuse, et vous, vous prouvez qu'elle est dangereuse ; qu'en toxicologie, elle rendra toujours l'expérience dubitative. Monsieur, ne pensez-vous pas, comme moi, qu'on peut étudier sur un animal vivant l'effet d'une substance vénéneuse sans la ligature de l'œsophage, procédé inutile et barbare qui rend l'homme supérieur au tigre?... La ligature de l'œsophage fait souffrir l'animal, donc, en toxicologie, vous ne pouvez savoir si la mort est occasionnée par l'empoisonnement ou par les souffrances.

A l'Étoile du premier ordre de l'Académie impériale de médecine

A Monsieur Cruveilhier

Monsieur le Docteur,

Vous, homme laborieux, savant et modeste, à qui on peut appliquer cet axiome : Le sage va de pair avec les dieux !... *ex pari sapiens cum diis vivit*, vous avez dit dernièrement à l'Académie qu'on ne connaît pas et qu'on ne connaîtra jamais l'essence des maladies !... Vous ne m'avez pas lu ; quand je dis : La gale est occasionnée par la malpropreté et la misère, qui vicient le sang et forment un virus, voilà la gale primitive, laquelle peut se transmettre par inoculation ; voilà la secondaire : que toutes les affections virulentes, telles que l'hydrophobie, la syphilis, etc., peuvent se former dans l'économie animale par des causes différentes, se transmettre de même et varier selon la constitution qui dépend de l'hérédité. N'est-ce pas là expliquer l'essence et même la quintessence des maladies ?

En médecine, il faut tout éclaircir ; s'il reste un point obscur, on ne sait rien.

Fièvre puerpérale

Le lait est une liqueur blanche sucrée, qui se forme dans l'économie animale, après la gestation, pour nourrir le fruit de la conception; ce qui le prouve, c'est l'odeur laiteuse chez les femmes enceintes et surtout chez les nouvelles accouchées.

Ce n'est pas la glande mammaire qui forme cette humeur, c'est toute l'économie. Les glandes mammaires ne forment pas plus le lait que les reins ne forment l'urine, ils servent de filtre; donc les mamelles ne sont que des biberons naturels. Une cause quelconque peut occasionner une fermentation et faire passer le lait à l'état putride, voilà la fièvre puerpérale, voilà pourquoi, après la mort, on trouve du pus jusque dans les veines; une goutte de cette humeur peut transmettre la maladie, l'odeur même peut la produire, voilà pourquoi on l'a observée chez les deux sexes. Mais chez une nouvelle accouchée, comme il existe l'élément prédisposant, la communication est plus facile.

Le changement du lait en virus explique l'intoxication.

Les causes sont : un orage, un refroidissement que l'accouchée éprouve en se levant trop tôt, boire froid, s'endormant les mamelles découvertes, une frayeur, une colère, un chagrin, par exemple : pour une femme satisfaite d'être mère, combien y en a-t-il qui pleurent pensant à la misère? Une nourriture mauvaise ou prise trop tôt, un logement humide ou peu aéré, la suppression des lochies, etc., les causes sont nombreuses, ce qui fait que la maladie est fréquente.

Une narration concise, judicieuse, mène droit au traitement, tandis que les dénominations de localisation, spécificité, essentialité, vitalisme, organisme, etc., lire les discours prononcés à l'Académie de médecine, conduisent dans le vague et même à l'absurdité.

D'abord, chercher et détruire la cause; ensuite, couvrir les seins d'ouate de coton, de taffetas gommé et de moleton de laine; si les lochies sont supprimées, couvrir le ventre de même et mettre à la vulve une petite sangsue, laisser couler le sang *ad libitum*, et quand il s'arrête, en poser une autre trois jours de suite; mettre aux pieds une bouteille d'eau chaude, couvrir la malade pour la faire suer pendant quelques heures, ensuite entretenir seulement une moiteur continuelle pendant neuf jours. Tout ce temps-là ne pas faire le lit et ne pas permettre qu'elle se lève; en cas de nécessité glisser sous elle un bassin; administrer par trois heures sulfate de quinine et nitrate de potasse, de chaque cinq centigrammes dans une cuillerée d'eau chaude sucrée; donner par demi-heure une infusion de fleur de mauve et de tilleul chaude légèrement sucrée; quand le sommeil est paisible, ne pas l'interrompre.

Si la malade est altérée, lui donner à boire à sa soif et même lui faire sucer un peu de glace. Dans le principe, s'il y a des nausées, faire vomir avec ipéca, un gramme dans deux verres d'eau tiède. Dans les hôpitaux, isoler les malades, les placer dans une salle élevée.

Explication : Par la sueur, je fais exhaler l'humeur pestilentielle;

En couvrant les seins de taffetas gommé, je facilite le lait à prendre son cours naturel;

Par les sangsues, j'imite la nature;

L'administration du sulfate de quinine et du nitrate de potasse à petites doses permet aux organes de se les approprier sans fatigue et les aide à chasser le virus... Aider la nature, c'est tout l'art du médecin!

Entretenir la liberté du ventre et veiller à la congestion cérébrale par des vésicatoires aux jambes et des sinapismes aux pieds, le bon sens l'indique.

J'ai pour moi l'expérience; j'ai réussi par ces moyens rationnels. J'invite mes savants confrères à les essayer.

On a dit à l'Académie que cette maladie est incurable... Erreur! à côté du mal est toujours le remède.

La fièvre puerpérale est une fièvre septique; dans toutes les maladies, il faut aller droit au but; point de phraséologie; sacrifier l'idéal au positif. Là, que voit-on? un corps, c'est la putridité du lait; une ombre, c'est la fièvre.

La loquacité fait naître la perplexité; peu ou point de citations.... la science est vierge!!!

De la Génération spontanée

Cette question, soulevée à l'Institut par M. Quatrefages, est la plus belle, la plus grandiose; elle donne à réfléchir profondément.

Depuis longtemps j'ai dit qu'il n'existe qu'un seul élément : c'est l'électricité; à moins que la chimie ne parvienne à la décomposer, ce dont je doute, les autres éléments ne sont que secondaires : ils sont formés de ce principe, par sa plus ou moins grande condensation et la coordination de ses molécules; dans ce fluide il se forme des ovoïdes qui donnent naissance à l'être le plus simple des corps vivants qu'on nomme infusoires. La génération spontanée ne peut avoir lieu que sur ces œufs microscopiques, qui éclosent dans une température chaude et humide. Mais dans ces êtres infiniment petits, il doit se faire des métamorphoses innombrables qui échappent à l'œil, même armé du microscope. Ce n'est donc que sur les infusoires qu'on peut observer la génération spontanée.

Ces ovoïdes, passant dans d'autres corps, se compliquent et forment d'autres êtres plus complexes, tels que l'homme.

Le monde n'est qu'un vaste laboratoire de composition, décomposition et recomposition, où le rajeunissement... c'est la mort! L'observation et l'intelligence le prouvent à chaque instant.

Quant à l'Être suprême qu'on ne connaît que par ses effets, à qui chaque peuple donne un nom selon sa politique, ne cherchons point à l'expliquer, adorons-le en silence, n'imitons pas les théologiens qui se perdent dans sa définition.

Tous les êtres vivants naissent d'ovoïdes qui éclosent et s'entre-détruisent; cette idée a surgi à d'autres il y a des siècles, elle explique la fable de Saturne dévorant ses enfants.

La terre n'est qu'un œuf composé d'ovoïdes; comme tout être

compliqué a un terme, elle éprouvera un chaos qui la rendra à son état primitif. Plus les sciences se perfectionnent, plus ce terme approche. Telle une rose, plus elle est épanouie, plus elle est belle, plus elle approche de sa fin.

L'âge du monde est inconnu, puisqu'il est éternel!

Voilà en deux mots l'explication de la génération spontanée qu'on doit considérer comme vraie tant qu'on n'aura pu en trouver une plus précise, plus rationnelle.

Conclusions

L'électricité, matière primitive, base du monde; si elle était visible, palpable et malléable, on pourrait former des êtres plus parfaits que l'homme. La décomposition, après un certain laps de temps, est une loi de la nature qu'on ne peut abroger; la transfiguration est indispensable; sans elle, il y aurait immobilité. Cela prouve que chez les êtres organisés, l'immortalité est impossible, puisqu'un mouvement perpétuel est indispensable.

Mais si la science médicale était connue, on pourrait prolonger la vie. On sait que les animaux vivent sept fois le temps de leur croissance : l'homme grandit jusqu'à vingt ans, donc il devrait vivre cent quarante ans; et la preuve, c'est qu'on en a vu dépasser cet âge.

J'entends des voix qui me disent... On vous croirait, si votre raisonnement était appuyé par des expériences! Dans l'absolu, point d'expériences possibles. Si vous faisiez fondre de l'or dans un creuset d'or, le tout ne ferait qu'un; donc, on ne peut dissoudre cette matière unique; mes pensées ne peuvent être éprouvées qu'au creuset de la raison.

Vipères... vous ne savez que siffler et ramper. Sachez qu'en chimie, aujourd'hui, on trouve un corps qu'on croit simple, le lendemain, on prouve qu'il est composé!

Les hommes sont des enfants, la vie est un songe dont la durée est celle d'un éclair!!!

A Monsieur le Docteur Velpeau

M. Vriès, surnommé le docteur noir, a fait une cure extraordinaire sur M. Sax, artiste célèbre.

Vous lui avez confié des malades dans votre hôpital, on peut croire avec juste raison que pour bien apprécier sa médication, il faudrait que les malades fussent sous sa direction spéciale, *sans aucune influence.*

J'ai vu M. Vericel, ancien chirurgien-major de l'Hôtel-Dieu de Lyon, renoncer à l'opération du cancer des mamelles par rapport à la récidive constante dans un temps plus ou moins éloigné.

J'ai vu encore une femme opérée deux fois d'un cancer au sein, sur le point de subir une troisième opération; M. le docteur Berdotte l'a guérie par un traitement antisyphilitique sans l'opérer.

Moi-même, j'ai été assez heureux pour guérir quelquefois des cancroïdes et des syphilides par des préparations arsenicales.

Donc je conclus, mon très-savant confrère, 1° que cette maladie est toujours générale, dépendante d'un vice psorique, ou dartreux, ou syphilitique, ou scrofuleux, et même pouvant être produite par plusieurs de ces causes.

2° Que cette affection est tout à fait du domaine médical.

Je ne connais point M. le docteur Vriès, mais la lumière doit être acceptée n'importe d'où elle vienne.

Ma vieille expérience (quarante-six ans de pratique) me donne un certain poids dans la balance de la justice.

Daignez, mon très-érudit confrère, recevoir les sentiments très-affectueux d'un admirateur de vos talents en *chirurgie.*

BUISSON,

Docteur en médecine.

La suite prochainement.

Paris. — Typ. de H. S. Dondey-Dupré, rue Saint-Louis, 46, au Marais.

TRAITÉ

DE

MÉDECINE

PAR

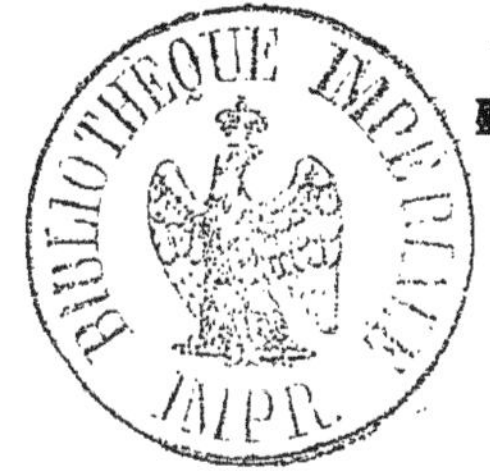

LE DOCTEUR BUISSON

(SUITE. — N° 12.)

DÉDIÉ

A L'ACADÉMIE DES SCIENCES ET A L'ACADÉMIE IMPÉRIALE DE MÉDECINE.

Cancer et Syphilis constitutionnelle.

Le cancer est une maladie restée jusqu'à ce jour inconnue. On l'a placé à tort dans le domaine chirurgical, tandis qu'il appartient à la science médicale. Pour en parler brièvement et avec lucidité, il faut le considérer dans son état primitif, c'est-à-dire dans sa simplicité. Comme il affecte principalement les mamelles, je vais me borner à définir sa marche sur ces parties ; mais comme il peut se manifester sur toutes les parties du corps, la même définition pourra s'étendre sur tous.

Supposons : une femme reçoit un coup sur le sein ; les vaisseaux qui entrent dans la composition des mamelles, qui sont nombreux et plus que capillaires, s'enflamment; les liquides s'arrêtent et forment un noyau dur avec douleur et quelquefois sans douleur, qui peut rester stationnaire plus ou moins longtemps. Si l'économie est saine, des sangsues, des bains, des cataplasmes émollients et un emplâtre fondant suffisent pour guérir; mais comme il est peu d'individus qui ne portent un vice caché, tels que : vénérien, psorique, dartreux, scorbutique, scrofuleux, etc.; que la peur, des chagrins prolongés, l'âge critique peuvent aussi vicier le sang, alors survient le cancer. On dira : Mais la personne avoue qu'avant l'accident elle se portait bien?... On peut avoir un vice interne sans apparence externe; une perturbation quelconque suffit pour faire éclater la maladie, et cela arrive souvent, j'en appelle à mes confrères qui, comme moi, ont vieilli dans la pratique. Cette tumeur, dont la consistance égale celle d'une pierre, s'appelle squirrhe. Si la femme qui le porte est affectée d'un des vices énoncés ci-dessus, soyez sûr que la tumeur anormale dégénérera en cancer. La peau s'amincit, s'ulcère, et les glandes voisines s'engorgent. Il n'y a qu'une espèce de cancer; toutes les dénominations, d'après sa texture microscopique, sont des erreurs. Il a plus ou moins de malignité, selon le vice qui l'entretient; par exemple, un virus héréditaire ou chronique lui donnera une autre forme qu'un récent. Si l'individu a plusieurs virus qui empoisonnent son économie, la maladie sera plus grave. Hippocrate a dit que les humeurs altérées étaient la cause de cette maladie; ce roi de la science avait raison, et ce qu'il voyait dans un brouillard, on le voit aujourd'hui en plein soleil. Faire l'ablation de la partie malade sans avoir détruit la cause primitive, n'est-ce pas agir contre le bon sens? La preuve, c'est qu'il y a toujours récidive.

J'ai disséqué beaucoup de cancers : j'ai trouvé dans tous une différence provenant de l'âge, du sexe, du tempérament, de l'ancienneté et des causes. Si un vice psorique l'a produit, il ne ressemblera pas à celui produit par un vice scrofuleux, etc. Les dénominations d'encéphaloïde, cérébriforme, fungus, cancroïde, mélané, gélatiniforme, colloïde, etc., sont des noms fastidieux qui obscurcissent la science.

Mais comme il est impossible de savoir quel virus, ou si un ou deux sont la cause de la maladie, j'administre pendant six semaines les préparations mercurielles; pendant le même laps de temps les préparations arsenicales, et pendant deux mois les iodées. Pour la cure, cinq mois est le minimum et deux ans le maximum, sans interrompre un seul jour. On peut y joindre les bains de vapeur, alcalins, sulfureux et même ferrugineux sur la fin et non dans le principe. Le malade doit avoir la peau couverte de flanelle; pas trop de sueur, mais toujours de la moiteur.

TRAITEMENT MERCURIEL.

Ce traitement est d'une grande utilité, non-seulement pour neutraliser les virus, mais pour faire circuler les liquides stationnaires dans les tumeurs cancéreuses.

Pr.. Liqueur de Wanswieten, 200 grammes;
Sirop de salsepareille, 20 grammes;
Sirop diacode, 10 grammes;

à prendre une cuillerée matin et soir dans un verre de lait chaud; friction de deux jours l'un, pendant cinq minutes, autour de la tumeur, avec la grosseur d'une noisette d'onguent mercuriel double. (En cas de salivation, suspendre le traitement pendant quelques jours.)

Pr. Salsepareille, 20 grammes;
Chiendent, 10 grammes;
Douce-amère, 12 grammes;
Eau, 1 litre.

Faites bouillir cinq minutes et infuser quatre heures. A prendre dans la journée.

Panser la plaie avec du cérat de Gallien étendu sur de la charpie, après l'avoir bassinée avec de l'eau de sureau; tous les cinq jours saupoudrer la plaie avec des croûtes de vaccin pulvérisées, épaisseur d'un centimètre, et couvrir de charpie; l'y laisser douze heures.

Un mois après, si on ne voit pas d'amélioration à la plaie, y mettre, au lieu de vaccin, du virus syphilitique, du pus scrofuleux ou du pus psorique.

Plusieurs fois, dans ma pratique, j'ai guéri d'anciennes gales par une nouvelle.

Ce tâtonnement est indispensable, attendu qu'on ignore presque toujours l'espèce d'humeur primitive qui a produit et entretient la maladie.

En réfléchissant, on voit que cette médecine homœopathique est rationnelle; puisque le vaccin est l'antidote de la variole, on peut trouver dans ces virus un antidote du cancer.

PRÉPARATIONS ARSENICALES.

A la fin des six semaines, substituer les préparations arsenicales au traitement mercuriel. La liqueur arsenicale de Fowler doit être employée à la dose de 6 gouttes jusqu'à 12 progressivement, dans un litre d'une décoction de douce-amère. Continuer le traitement externe.

Cette médication doit durer six semaines; employer ensuite les préparations iodées.

PRÉPARATIONS IODÉES.

Iodure de potassium, 2 grammes;
Amidon, q. s. pour 50 pilules.

Le premier jour en prendre une, le lendemain deux, et augmenter d'une par jour jusqu'au nombre de douze. Aller ensuite en diminuant; quand on est à une, aller en augmentant; continuer pendant deux mois.

Boire deux litres par jour d'une infusion de scabieuse et de pensées sauvages.

Le pansement doit être toujours le même.

Les cinq mois écoulés, si la tumeur existe encore on peut avec sûreté employer les caustiques ou l'instrument tranchant.

Avec raison on pourrait me demander si j'ai guéri des cancers? J'ai employé plusieurs fois cette méthode, j'ai toujours obtenu une amélioration sensible, mais les malades n'ont jamais eu la patience d'attendre le temps nécessaire. D'ailleurs, il faut être sur un grand théâtre, tel que dans un hôpital de cancéreux, pour obtenir un résultat satisfaisant.

On dira que mon procédé est violent; je réponds qu'il est humain, puisque la maladie abandonnée à elle-même est mortelle, et qu'un grand mal ne peut être combattu que par de grands moyens. Il est à propos d'observer que le médecin doit modifier son traitement selon l'âge, le sexe et le tempérament, veiller à la préparation des médicaments, matin et soir les faire prendre devant lui: être minutieux et méfiant, c'est une vertu; le contraire est un vice.

Praticiens, voilà la clef d'un des endroits mystérieux de la science! mais avouez que jusqu'à ce jour vous ressembliez à un homme distrait qui cherche ses lunettes qu'il a sur le nez.

Syphilis constitutionnelle.

La syphilis constitutionnelle est-elle transmissible?... Oui. On voit tous les jours des nourrissons la transmettre aux nourrices et des nourrices la transmettre à des nourrissons.

Le chancre induré est-il transmissible par le coït?

Oui et non. Il peut s'inoculer chez les personnes qui jouissent d'une grande propriété absorbante, attendu que ces chancres suintent très-peu d'humeur, qu'ils sont habituellement secs; mais il n'est point contagieux chez celles qui absorbent difficilement.

Rien de plus clair que ce raisonnement.

L'Académie de médecine, après avoir discuté longtemps, a accouché d'un oui, et ce oui est viable.

Cette décision abolit la doctrine de M. le docteur Ricord, dont on connaît la spécialité.

A quoi sert une réponse au ministre? a dit M. le docteur Velpeau... A être transmise aux membres des cours de justice, pour les éclairer sur la médecine légale; penser autrement serait la preuve d'un jugement erroné, et serait une insulte au magistrat revêtu d'une aussi haute fonction, et dont le mérite est depuis longtemps éprouvé. Vous voyez, lecteur, que les hommes spirituels ont quelquefois besoin d'une leçon!

Que l'Académie de médecine montre sa puissance par un raisonnement juste, irréfutable, je suis prêt à l'applaudir; mais, à bas les discours puérils, à bas les rapports qui pourraient ressembler à celui fait sur le choléra à l'Académie des sciences! Quoi! s'est-on écrié, voilà ces hommes qui veulent régir le monde savant!...

Non, toutes les larmes de honte que verse cette société ne pourront jamais laver cette faute. Sur un sujet si important on devait faire chanter un rossignol; oui, il n'y a qu'un génie qui pouvait parler sur une maladie qui intéresse toutes les nations. Que le vulgaire soit satisfait, cela n'empêche pas les savants de gémir!... La vérité plaît aux dieux, elle plaît aux hommes, et surtout dans l'art de guérir.

Imprudents qui voulez conduire le char du soleil, vous dites qu'on peut administrer sans danger le calomel, etc., à des *doses fabuleuses?...* Dans le choléra foudroyant, oui : le cholérique rejette tout, donc il n'absorbe rien; mais sur dix épidémies il n'y en a pas deux qui se ressemblent; donc les médecins ordinaires, dans le cas où l'absorption ne serait pas annihilée, en suivant vos préceptes empoisonneront leurs malades. Voilà le fruit de vos paroles!!!

Lire mon *Traité rationnel sur le Choléra* de 1855, porté pour le prix Bréant, et dont M. le rapporteur, par jalousie ou ignorance, n'a pas fait mention, ou plutôt crainte d'être fustigé comme M. le rapporteur à l'Académie de médecine sur mon *Traité de la Rage*, où j'indique l'art de guérir et de prévenir cette maladie, et dont j'ai reçu des félicitations de toutes les puissances !

Académiciens fastueux, si vous êtes grands, sachez que hors de votre enceinte il y en a de plus grands. Pourquoi ?... parce qu'ils préféreraient mourir que de s'agenouiller pour entrer dans votre sein ! Pourquoi encore ? parce qu'ils ne seraient pas libres de parler franchement, et que par convenance ils seraient forcés de se taire sur des discours insaisissables par leur illogicité !

En science, vive la liberté ! L'abrutissement est fils de la servitude.

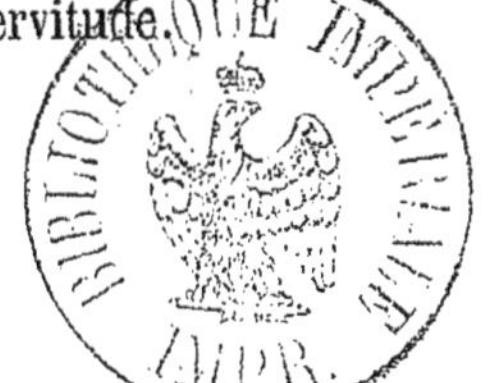

BUISSON,
Dit le Monstre,
DOCTEUR EN MÉDECINE.

La suite quand les circonstances se présenteront.

Paris. — Imp. de Edouard BLOT, rue Saint-Louis, 46, au Marais.

TRAITÉ

DE

MÉDECINE

PAR

LE DOCTEUR BUISSON

(SUITE. — N° 13.)

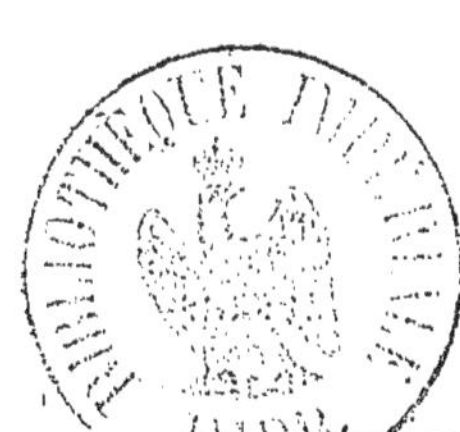

DÉDIÉ

A L'ACADÉMIE DES SCIENCES ET A L'ACADÉMIE IMPÉRIALE DE MÉDECINE.

Observation qui prouve la simplicité de l'art de guérir de l'Hypnotisme de l'Hydrothérapie. — Remontrances et conseils.

Je vais citer un exemple qui prouve tout. Quoi ! dira-t-on, du plaisant, pour ne pas dire du ridicule?... Lisez et vous jugerez.

Appelé près d'un malade alité depuis environ deux ans, qui avait été traité sans succès et néanmoins rationnellement, voilà l'état où je le trouve : c'est un homme âgé de soixante ans, natif de l'Auvergne, tempérament fort et sanguin, langue saburrale, inappétence, diarrhée, plus de cinquante évacuations alvines dans les 24 heures, urines rares et sédimenteuses; insomnie, excepté le jour que j'ai été mandé; mais le sommeil était produit par des pilules d'opium qu'on lui avait administrées. Le malade était couché sur le dos, n'ayant pas la force de remuer ni bras ni jambes; pouls faible et même filiforme de 40 à 50 pulsations par minute; sueurs abondantes, plus nocturnes que diurnes; face bleuâtre, bouffie; les yeux mornes; pouvant à peine parler; respiration courte et difficile, haleine fétide, matité pectorale, étouffement; obligé de tenir la croisée continuellemment ouverte; douleur dans l'abdomen et principalement dans la région du foie; cet organe plus volumineux que dans l'état normal; œdème général sans conserver l'impression du doigt. J'interroge le malade, et j'apprends qu'hormis les maladies d'enfance, il s'est toujours bien porté; que ses parents, qui habitent la campagne, sont sains et robustes. Voyant que la débilité était le symptôme le plus grave, qu'elle était produite par les sueurs et la diarrhée, je cherche à combattre ces affections par les moyens ordinaires, sans la moindre amélioration. Je demande de nouveau au malade, après huit jours d'un traitement inutile, s'il suait facilement dans l'état de santé; il me répond : — Jamais. — Mais, lui dis-je, à la tête, sous les aisselles, aux mains, aux aines, aux pieds, n'aviez-vous pas une transpiration plus abondante qu'ailleurs? — Je me souviens, dit-il, effectivement, que je suais des pieds. — Eh bien, suez-vous toujours des pieds? — Non, je sue partout excepté là. Cette réponse est pour moi une lumière : je rétablis la sueur où elle avait son cours habituel, avec peine et un peu de temps;

alors les symptômes ou plutôt toutes les maladies disparaissent : guérison complète.

Cet exemple mérite beaucoup de réflexion ; ce malade avait plusieurs affections. La médecine du jour, qui consiste à classer minutieusement les maladies, aurait été nulle ; en effet, il y avait hépatite, asthme, catarrhe pulmonaire, œdème, diarrhée, etc.: qu'aurait fait un classificateur? il aurait perdu du temps et le malade. Moi-même, vieux praticien, je ne pouvais soupçonner que la cause fût une suppression d'une sueur, puisque j'ai fait mon possible pour arrêter la sueur du corps, heureusement sans réussite ; car je suis persuadé que la maladie ou plutôt les maladies se seraient aggravées, et j'ai appris qu'une sueur habituelle d'une partie ne peut être remplacée par une autre.

Cet exemple prouve d'une manière péremptoire que les noms bizarres, et tous les jours des nouveaux, qu'on crée, égarent les étudiants.

Croyez-moi, la simplicité dans la science médicale, voilà le vrai ; hors d'elle, point de salut ; tout ce qui est grand est simple !

De l'Hypnotisme

Endormir quelqu'un en fatiguant son cerveau, en le forçant à fixer un objet métallique brillant, très-près du foyer visuel, n'est ni curieux, ni utile ; c'est même nuisible, puisque cela fait naître la catalepsie, qui est une affection cérébrale.

Praticiens, méfiez-vous de tous les anesthésiques, ils ont plus de désavantages que d'avantages ; mais vous, académiciens qui aimez les jouets, je ne suis point surpris de l'accueil que vous avez fait à cette prétendue découverte ; vous feriez bien mieux de vous occuper de choses sérieuses. J'oubliais que vous avez fait un rapport sur le choléra... rapport qui... Quand on l'a lu le matin, on ne peut s'empêcher d'en rire jusqu'au soir, et dire : Quoi ! l'Académie des sciences, cette belle et savante dame, est accouchée d'un... *crétin !* Aéropagites, ne vous découragez pas ; si des solliciteurs importuns se sont glissés parmi vous, la justice et le savoir vous ont amplement dédommagés, en plaçant dans votre sein les pères des sciences, dont les lumières ont pénétré où l'astre du jour n'avait osé ! Les nommer est inutile, le monde les connaît, le monde les apprécie !

De l'Hydrothérapie

L'hydrothérapie est un moyen énergique du premier ordre. Cette médication, dans des mains habiles, peut guérir des maladies réputées jusqu'à ce jour incurables ; mais, employée dans des cas inopportuns, elle peut tuer. Rarement j'ai eu l'occasion de l'employer ; si je la juge, c'est d'après la pratique de mes confrères. J'ai vu une jeune personne affectée de chlorose, qui, après avoir employé sans succès tous les moyens rationnels, et particulièrement les ferrugineux, pendant près d'un an, fut guérie en un mois de temps par des ablutions froides sur tout le corps, pendant une heure matin et soir, et un régime tonique. Un jeune homme de 18 ans, affecté d'une phthisie tuberculeuse, a été guéri par le même moyen ; j'ai su qu'il se livrait à la masturbation : le froid, sans doute, l'a délivré de cette passion ; c'est ainsi qu'on peut expliquer cette cure inattendue. Mais une phthisie pulmonaire occasionnée par un refroidissement ou une humeur répercutée, dans ce cas, ce moyen serait mortel.

Les médecins qui considèrent l'hydrothérapie comme nulle ou dangereuse, seraient-ils décorés, académiciens, etc., je leur dirai en face : Vous n'êtes pas dignes d'exercer l'art de guérir. M. le docteur Fleury, qui l'a vulgarisée, quoique vous en dites, mérite des éloges et même des applaudissements.

Maintenant, c'est à l'oriflamme de l'Académie de médecine que je m'adresse. Monsieur Velpeau, nous avons été ensemble internes à l'Hôtel-Dieu sous le célèbre et l'incomparable M. Dupuytren ; c'est dire que la jeunesse a fait place à la vieillesse et que nos jours sont des jours de grâce ; supposons deux ombres dans l'empire de la mort, où règne l'égalité, qui, sur leurs tombes, dialoguent amicalement ; nous avons pris un chemin différent, le vôtre jonché de fleurs, le mien jonché de ronces, pour arriver tôt ou tard où tous les mortels arrivent.

Élève à l'Hôtel-Dieu de Lyon, j'ai vu plusieurs hydrophobes ; à l'Hôtel-Dieu de Paris j'en ai vu aussi plusieurs, entre autres un placé dans ma salle ; j'ai aidé M. Dupuytren à lui injecter de l'eau dans la veine médiane (essai bien entendu infructueux). A Bercy, j'ai soigné un hydrophobe qui m'a communiqué sa maladie... Où voulez-vous en venir ? dites-vous. Je veux vous dire que personne ne connaît plus que moi l'hydrophobie. Cependant feu Pariset, secrétaire perpétuel de l'Académie de médecine, a dit, dans son rapport sur mon *Traité de la rage*, que mon observation n'offrait pas les caractères de cette maladie !... M. Pariset n'était point capable de me juger : c'était un homme d'esprit, de société, qui écrivait bien, mais nullement praticien ; j'en appelle à tous ceux qui l'ont connu. (A part mes observations, le *modus faciendi* que je propose, à l'intelligence la plus commune offre des chances de succès.) M. Dupuytren m'a dit que pour lui-même il l'emploierait, l'Académie devait donc l'essayer! Après lui, ses successeurs ont répété la même chose : quand un mouton bêle, les autres bêlent aussi!... Mais c'est une insulte!...Vous avez fait plus que de m'insulter, vous avez privé l'humanité de mes idées, qui pouvaient être heureuses; vous m'avez arrêté dans ma course... En un mot, vous m'avez dégoûté! Maintenant n'en parlons plus, votre amour-propre vous empêche de réparer votre erreur. La postérité vous jugera!

Mon cher confrère, vous qui avez de l'expérience, comment avez-vous pu vous laisser attraper par un métis? Vous ne deviez pas lui confier vos malades; mais, votre plus grand tort, c'est de l'avoir pour ainsi dire chassé au bout de deux mois, après lui en avoir accordé six; dans les deux mois, des dix-sept malades, pas un n'est mort dans ses mains; ensuite, tous sont morts dans les vôtres!... Qu'a fait la justice, qui s'en est mêlée? Elle a flétri justement le charlatanisme; mais, par la publicité, d'un homme nul elle en a fait quelque chose, d'un fantôme elle en a fait un corps, et d'un nain un géant. Elle a, pour ainsi dire, placé cette statue dans le temple de mémoire... Votre figure s'assombrit, vous avez raison : l'impression produite dans le public, surtout par la cure de M. Sax, nul ne pourra l'effacer.

Maintenant, je vais vous parler de mon *Traité rationnel sur le choléra*, quoique dans d'autres numéros j'en aie fait mention; sachez qu'on doit répéter à satiété ce qui intéresse tout le monde. Trois fois je me suis présenté à l'Académie des sciences, sans pouvoir obtenir de me faire entendre. Je me suis adressé à M. Serres, qui, vous le savez, a été interne à l'Hôtel-Dieu en même temps que nous ; il me dit de lui confier mon mémoire ou à un autre membre de l'assemblée : la méfiance m'a conseillé de l'adresser directement à ladite Académie, dont M. Flourens, l'illustre secrétaire, m'en a accusé réception, et m'a dit qu'il serait examiné pour le prix Bréan. En a-t-on parlé?... non. Quoi! vous, membre de la commission, vous avez gardé le silence?... Si je ne vous connaissais pas l'âme aussi noble, je dirais que la jalousie vous a guidé, ainsi que M. Serres!... Assez, assez!... non, encore un mot. Académie de médecine, un honorable confrère, M. le docteur Deleau, a découvert dans le perchlorure de fer des propriétés d'une utilité incontestable; pourquoi l'avez-vous oublié dans la distribution des prix?... Si vous voulez qu'on vous admire, imitez notre célèbre astronome, M. Leverrier : un médecin modeste découvre une planète; il s'en assure, fait un rapport à S. M. l'empereur... Sa conduite le couvre de gloire!

N'imitez pas ces hommes qui, comme des oiseaux en cage, remuent toujours et chantent comme des serinettes; Minerve est ennemie de la loquacité.

Dans vos discours et vos écrits, soyez clairs et concis : la précision est le cachet du savoir et de la vérité. N'écoutez ni l'inimitié ni l'amitié : la justice avant tout.

Que vos œuvres sentent l'essence, le parfum du génie, et soient rares... Un ballon trop chargé ne peut s'élever.

Gardez-vous, surtout, de vous taire sur des mémoires importants, et de faire de longs rapports sur des futilités; le monde est méchant, il dirait : « On prend des mouches avec du miel, et on gagne des hommes avec.....! » Esprit, érudition, théorie et pratique au médecin ne servent à rien, s'il n'est pas doué d'un jugement sain et profond. *Qui benè judicat, benè sanat.*

Au revoir, cher et savant confrère, et croyez-moi, restez dans le domaine de la chirurgie ; le ver à soie ne peut faire le travail de l'abeille, ni l'abeille celui du ver à soie.

En médecine, vos décorations pâliront; dans votre sphère, elles brilleront : un diamant au soleil est encore plus étincelant !

BUISSON,

Dit le Monstre,

DOCTEUR EN MÉDECINE.

La suite plus tard.

Paris. — Imp. de Edouard BLOT, rue Saint-Louis, 46, au Marais.

www.ingramcontent.com/pod-product-compliance
Ingram Content Group UK Ltd.
Pitfield, Milton Keynes, MK11 3LW, UK
UKHW022121260726
13993UKWH00003B/1148

9 782329 152745